W0336896

LAGE & ROY

Danksagung

Dr. Albert Schweitzer danken wir für seine wertvollen Erfahrungen auf dem Gebiet der Behandlung und Prophylaxe von Tropenkrankheiten, besonders von Malaria mit Chininum sulfuricum.

Ebenso danken wir der Heilpraktikerin Eva Berger, die lange Zeit in den Tropen lebte und dieses Heft durch viele Ratschläge, besonders von den Eingeborenen Afrikas, bereichert hat.

Impressum

Ravi Roy und Carola Lage-Roy
Homöopathischer Ratgeber 1 „Reisen mit Homöopathie"

1. Veröffentlichung 1983 „Homöopathischer Ratgeber Reisen"
13. überarbeitete und erweiterte Auflage 2007
15. überarbeitete und erweiterte Auflage 2012 mit neuem Titel
Homöopathischer Ratgeber „Reisen mit Homöopathie"
Gedruckt auf chlorfrei gebleichtem Papier

Lage & Roy Fachverlag für homöopathische Literatur
Burgstraße 8, 82418 Riegsee-Hagen
Telefon: 0 88 41 / 4455 · Fax 0 88 41 / 4298
E-Mail: verlag@lage-roy.de
www.lage-roy.de

Titelfoto: Gisela Adam, Jakob Roy,
www.istockphoto.com, www.fotolia.de
Druck: Druckerei & Verlag Steinmeier GmbH & Co. KG,
Deiningen

ISBN-978-3-929108-77-4

Ravi Roy

Carola Lage-Roy

HOMÖOPATHISCHER RATGEBER

Reisen mit Homöopathie

LAGE & ROY

INHALT

VI. BESCHWERDEN DURCH KLIMAEINFLÜSSE

VII. IMPFUNGEN – PROPHYLAXE – BEHANDLUNG VON TROPISCHEN INFEKTIONSKRANKHEITEN

VIII. DURCHFALLERKRANKUNGEN

IX. WURMBEFALL

X. HAUTKRANKHEITEN

XI. ERKÄLTUNGEN IN WARM-FEUCHTEM KLIMA

XII. INSEKTEN UND UNGEZIEFER

XIII. GIFTIGE TIERE UND TIERBISSE

XIV. GIFTIGE PFLANZEN

VORWORT

Zur 13. Auflage:
Die 13. Auflage wurde vollständig überarbeitet und auf den aktuellen Stand gebracht sowie um einige der Chakrablüten Essenzen erweitert, die sich auf Reisen als besonders wertvoll erweisen. Auf zahlreichen Fernreisen haben sich diese Essenzen, die wir entdeckt und erforscht haben, als unentbehrliche Begleiter herausgestellt. Eine Beschreibung sowie Angaben zur Dosierung finden Sie ab Seite 165 ff.

Weder ersetzen die Chakrablüten Essenzen die Homöopathie, noch ist dies umgekehrt der Fall. Die Essenzen können den Weg für eine heilsamere und effektivere Wirkung der homöopathischen Mittel anbahnen. Sie helfen die Energien in den Chakren zu optimieren. Die Moorfee Essenz (Mückenschutz) hat sich z. B. auch beim Schutz vor anderen Insekten als sehr hilfreich erwiesen.

Zur 15. Auflage:
Auch die 15. Auflage wurde erneut vollständig überarbeitet und aktualisiert, besonders in Hinsicht auf die Prophylaxe, Höhenkrankheit und Dengue-Fieber. Die erweiterte Einleitung stellt die Handhabung der Homöopathie in leicht verständlicher Form dar.

Seit der Schweinegrippenimpfung sind immer mehr Menschen den Impfungen gegenüber hellhörig und skeptisch geworden. Jedoch möchten alle, gerade vor den ernst zu nehmenden Tropenkrankheiten, geschützt sein und sich nicht unnötig Gefahren aussetzen. Das ist nicht nur ratsam, sondern klug. Und genau dafür gibt es eine risikolose und bewährte Alternative, die auf der ganzen

Welt immer mehr zum Einsatz kommt: der **homöopathische Schutz** (Prophylaxe).

Seit über 30 Jahren erforschen wir diese gesundheitsfördernde, preiswerte und sichere Alternative zur herkömmlichen Impfung. Zigtausende – Leser, Kollegen und Patienten – haben äußerst positive Erfahrungen mit dieser Art des homöopathischen Schutzes gemacht.

Eine auf Sie zugeschnittene ausführliche Beratung über den homöopathischen Schutz vor ansteckenden Krankheiten erhalten Sie bei einem von uns ausgebildeten Prophylaxe-Homöopathen *(www.lage-roy.de)* oder auch in unserer Praxis. Für Ihre Dokumentation wird Ihnen ein Prophylaxe-Paß ausgestellt.

Weitere Literatur zum Thema „Homöopathische Prophylaxe" finden Sie neben den *Homöopathischen Ratgebern HR 4, 15* und *16,* dem Buch *Biowaffen und Homöopathie* auch in der *SURYA Zeitschrift* (siehe Literaturverzeichnis).

ONLINE FORUM für unsere Leser:
Sie können sich unterwegs oder auch schon vor der Reise in unserem Online Forum Rat holen oder Ihre Erfahrungen weitergeben:
www.lage-roy.de/forum

Carola Lage-Roy und Ravi Roy
Hagen bei Murnau im Juni 2012

Kurze Einführung in die Homöopathie

Homöopathie arbeitet für Sie

Die Homöopathie ist empfehlenswert, wenn Sie eine ursächliche und dauerhafte Lösung Ihrer gesundheitlichen Probleme anstreben. Es ist wichtig, der Heilung und den Selbstheilungskräften keinen Widerstand durch unterdrückende Maßnahmen entgegen zu setzen. Die homöopathischen Mittel helfen Ihnen, Ihr Leben verantwortungsbewußt zu gestalten, Krankheiten vorzubeugen und gesundheitsorientiert zu denken und zu handeln. Sie üben daher einen sehr positiven Effekt auf Ihre Lebensqualität aus.

Die „wundersame“ Kraft der Homöopathie

Die zunehmende Verbreitung der Homöopathie bewirkt eine Veränderung in unserer Gesellschaft, die Mut macht und aufmuntert. Die meisten Menschen haben mittlerweile eine ungefähre Ahnung davon, was Homöopathie ist. Und doch sind die wahren Möglichkeiten dieser außergewöhnlichen Heilmethode den Vorstellungen unserer heutigen Gesellschaft noch weitgehend entrückt. Denjenigen, welche die heilsame Kraft und die manchmal fast unglaubliche Schnelligkeit der Homöopathie am eigenen Leibe erfahren haben, erscheint es tatsächlich, als sei ein Wunder geschehen.
Aber es ist kein Wunder, sondern eine der wunderbaren Möglichkeiten, die Wirklichkeit geworden ist. Und das passiert ganz unsensationell, wenn wir die naturgegebenen Heilprinzipien verstehen, anwenden und zulassen.

Homöopathie aktiviert das Immunsystem

Tatsache ist, daß das menschliche Immunsystem ein unglaublich komplexes System ist, das wir gerade erst begonnen haben zu verstehen. Es läßt sich mit dem Gehirn vergleichen, wobei das Immunsystem eine eigene hochentwickelte, ihm innewohnende Intelligenz besitzt. Studien, die zeigen, wie erstaunlich lern- und anpassungsfähig das menschliche Immunsystem ist, lassen uns sein wahres Potenzial lediglich erahnen.

Das Beste, was Sie für Ihre Gesundheit tun können, ist, Ihre eigenen Selbstheilungskräfte zu unterstützen. Genau das ist Ziel und Aufgabe der Homöopathie, und zwar nach strengen wissenschaftlichen Kriterien so spezifisch, schnell und tiefgreifend wie möglich.

Um die Homöopathie in jeder Lage sicher einsetzen zu können, bedarf es eines langen und gründlichen Studiums. Aber es gibt zahllose Möglichkeiten für jeden Menschen, die Homöopathie auch ohne viel Erfahrung für sich zu nutzen. Genau dafür wurde dieser Ratgeber geschrieben. Ziel ist es, Ihnen das Wissen zu geben, das Sie brauchen, um Ihre Selbstheilungskräfte gegenüber ganz bestimmten Krankheitszuständen oder Lebenssituationen gezielt zu aktivieren.

Samuel Hahnemann, der Begründer der Homöopathie

Die Wiege der Homöopathie liegt in Deutschland. Sie wurde von dem aus Meißen stammenden Arzt Christian Friedrich Samuel Hahnemann (geb. 10.4.1755 – gestorben am 2.7.1843 in Paris) entdeckt und ausgearbeitet. Er studierte Medizin, fand aber in seiner Arztpraxis keine Befriedigung in der Ausübung des Erlernten, woraufhin er die Konsequenz zog, seine Praxis aufgab und sich seinen Lebensunterhalt vorerst als Übersetzer von medizinischen Werken verdiente.

Im Jahre 1790 kam er auf die geniale Idee, eine gegen **Malaria** bewährte Heildroge – die *Chinarinde* – an sich selbst auszuprobieren. Durch die Einnahme der Chinarinde bekam er ähnliche Symptome wie ein Malariakranker. Er wiederholte diesen Test einige Male und bekam immer wieder dieselben Resultate. Damit war der Zufall ausgeschlossen und ein Heilgesetz entdeckt, der Grundstein für die Wissenschaft der Homöopathie gelegt. Hahnemann nannte es das Similiaprinzip – Ähnlichkeitsprinzip.

So funktioniert die Homöopathie

Hahnemann testete auf diese Weise über 100 Mittel an sich und seiner Familie. Dieses Verfahren hat sich bis heute bewährt. Nur von gesunden Menschen geprüfte Wirksubstanzen werden in den homöopathischen Heilschatz aufgenommen. Die Arzneimittelprüfungen ergeben zusammen ein großes Verzeichnis an Krankheitsbildern (Arzneimittellehre = Materia medica) und an Symptomen (Repertorium).

Die Substanz, die bei einem gesunden Menschen einen Krankheitszustand auslöst, kann als homöopathisches Arzneimittel bei einem Kranken einen ähnlichen heilen. „Ähnliches wird durch Ähnliches geheilt – SIMILIA SIMILIBUS CURANTUR“. Außer dem Ähnlichkeitsprinzip gibt es zahlreiche weitere Heilungsgesetze in der Homöopathie. Die Heilung wird also nicht dem Zufall überlassen, sondern geschieht nach „deutlich einzusehenden Gründen“, wie es Hahnemann in seinem „Organon“ forderte. Das macht die Homöopathie unglaublich präzise und erklärt die hohe Erfolgsrate der homöopathischen Arzneimittel bei allen Arten von Krankheiten.

Gibt es Wechselwirkungen zu allopathischen Medikamenten?
Die homöopathischen Mittel wirken ursächlich heilend, während die allopathischen Symptome bekämpfen. Sie wirken also entgegengesetzt, antagonistisch. Jeder Organismus saugt die wohltuende, sanfte Kraft der homöopathischen Mittel förmlich auf wie ein Schwamm. Es gibt daher wenig negative Wechselwirkungen. Die echte Heilung geht jedoch bei gleichzeitiger Einnahme von allopathischen Medikamenten nur abgeschwächt, zögerlich und begrenzt voran.

Darf man selbst die Prophylaxe vornehmen?
Ja und Nein! Alle Leser, die bereits Erfahrungen mit der Homöopathie gemacht oder sich näher mit ihr vertraut gemacht haben, können selbstverständlich die Prophylaxe selber vornehmen. Wichtig ist, daß Sie sich genau an die Anweisungen in diesem Buch halten.

Der unerfahrene Laie sollte es, wenn er sich unsicher fühlt, nicht machen. Hierbei ist die Unsicherheit das ausschlaggebende Kriterium. Der richtige Ansprechpartner ist jetzt ein in der Prophylaxe ausgebildeter Homöopath. Informieren Sie sich auf unserer Webseite unter *www.lage-roy.de* (Patienteninformation). Gerne schicken wir Ihnen eine Liste der Prophylaxe-Homöopathen zu, die Sie auch telefonisch beraten. Weitere Möglichkeiten und Statistiken über die Prophylaxe befinden sich in unserem Buch *„Biowaffen und Homöopathie"*. Es ist wichtig für jene, die sich einen viel längeren Schutz wünschen sowie für Menschen mit schwereren Krankheiten.

Kann das schulmedizinische Impfprogramm abgebrochen werden?

Sollten Sie schon eine schulmedizinische Impfreihe angefangen haben und möchten diese nicht weiter fortsetzen, so können Sie ohne weiteres das Impfprogramm abbrechen und es mit der homöopathischen Prophylaxe ersetzen.

Die erfolgreiche Leptospirose Prophylaxe aus Kuba

Nach den immer wieder auftretenden Überflutungen durch Hurrikane, wenn die Wasserverschmutzung ihren Höchststand erreicht hat, wird Kuba jedes Jahr von einer *Leptospirose*-Epidemie heimgesucht.

Die Symptome sind: Hohes Fieber, starke Kopf- und Bauchschmerzen, Schüttelfrost, Muskelschmerzen, Erbrechen, Durchfall, Hautausschlag oder sogar Gelbsucht. Die Folgen können Nieren- oder Leberschäden, Meningitis oder Atembeschwerden sein.

Der August ist Höhepunkt der Hurrikan Saison. Jedes Jahr werden viele Menschen durch die Überschwemmungen heimatlos und geraten in katastrophale Situationen. Das hat ein starkes Anwachsen der *Leptospirose*-Epidemien zur Folge.

Die jährliche Erkrankungsrate lag trotz allopathischer Impfung bei mehreren Tausend und einigen Todesfällen. Es kam sogar nach der Impfung zu vielen Neuerkrankungen. Wegen der hohen Kosten von **US $ 3.000.000** wurden nur die Risikogruppen (Kinder, Schwangere und Alte) geimpft.

Im August 2007 ließ das Finlay-Institut, das dem kubanischen Gesundheitsministerium angehört, ca. 2,5 Millionen Menschen in zwei Provinzen eine homöopathische Leptospirose Prophylaxe in Form der Leptospirose Nosode verabreichen. Die Kosten betrugen nur etwa **US $ 200.000**, ein Fünfzehntel der Kosten für eine allopathische Impfung.

Das Ergebnis entsprach allen Erwartungen: *Nach der homöopathischen Prophylaxe fielen die Kurven innerhalb von zwei Wochen nach den Mittelgaben im August 2007 auf Werte zwischen 0 und 10! Die Infektionsrate war nahezu auf Null gesunken.* ***Danach und auch 2008 gab es keine Todesfälle mehr durch Leptospirose*** *und die Infektionen hielten sich in einem Bereich von weniger als zehn pro Monat.*

Der folgende Bericht liegt zwar viele Jahre zurück, ist jedoch auch sehr interessant.

Gegengift nach Schlangenbiß (s. Seite 146). Die Autoren hatten zwar die Gelegenheit, ARSENICUM ALBUM erfolgreich als Gegengift nach dem Biß der Kreuzotter einzusetzen, doch ansonsten fehlte es an eigenen Erfahrungen, weswegen diese Quelle zitiert wird.

Dr. Alphonse Teste schildert in seiner „La Materia Medica Homeopathique" die Erfahrungen von Herrn Hellert:
„Bald nach seiner Ankunft in Panama konnte Herr Hellert die Cedronsamen *besorgen, die als unfehlbares Gegengift bei Giften der Schlangenarten gelten, die in der gesamten Gegend nahe dem Äquator zuhause sind. Es dauerte nicht lange, da bekam er die Gelegenheit, dies an sich selbst auszutesten. Bei einem seiner Ausflüge in die Cordilleras de Veraguas wurde er von einer Korallennatter ins rechte Bein gebissen, als er dabei war einen Stein zu untersuchen. Sie ist die giftigste Schlange auf der Panama-Landenge. In den wenigen Sekunden, die er brauchte, um das Antidot herauszuholen, wurde er von den heftigsten Schmerzen am Herzen und Hals überfallen. Kaum hatte er jedoch an einem kleinen*

Stück des Cedronsamens *gekaut und es heruntergeschluckt, verschwanden die Schmerzen wie durch Magie. Dreizehn Monate später wurden sechs Einheimische ebenfalls von einer Korallennatter gebissen. Zwei von ihnen hatten das Gegengift angenommen und wurden gerettet. Die anderen vier weigerten sich, es zu nehmen und starben innerhalb von fünf Minuten unter schrecklichen Krämpfen."*

Ferner erzählt Hellert von der Anwendung CEDRONS bei endemischer Malaria, womit er ebenfalls beste Resultate erzielte. *Cedronsamen* haben etwa die Größe einer Cashewnuß, sind schwarz und haben eine eckige, unregelmäßige prismatische Form. Sie sind so hart, daß man mit einem Messer kleine Späne abschälen muß.

Diese Berichte stammen aus zuverlässiger Quelle. Doch generell sollte äußerst vorsichtig mit Empfehlungen umgegangen werden. Bei erprobten Arzneimitteln ist die Wirkung immer eindeutig und sehr schnell.

Wie werden homöop. Mittel verabreicht?

Die Mittel können als *Globuli* (Zuckerkügelchen) oder als *Tropfen* angewendet werden, und zwar direkt auf die Zunge oder in etwas Wasser aufgelöst. Sie sollen nicht mit dem Essen zusammen genommen werden, sondern mindestens eine halbe Stunde vorher oder eine Stunde hinterher. Selbstverständlich warten Sie bei einem dringenden Notfall nicht. Das gleiche gilt für das Zähneputzen – *Zahnpasten* enthalten ätherische Öle (z.B. Menthol), die die Wirkung des homöopathischen Mittels beeinträchtigen können; ähnlich verhält es sich mit Kaugummi, Kräuterbonbons und Kaffee. Drogen, wie Marihuana, können die Wirkung sogar aufheben.

Was sollten Sie bei der Mitteleinnahme beachten?

- Geben Sie niemals einem Schlafenden ein Mittel und wecken Sie keinen Kranken auf, um ihm pflichtgemäß sein Mittel zu geben.
- Kranke und Geschwächte sollten in der Erholungsphase nicht gestört werden.

Was ist eine Gabe bzw. Doppelgabe?

Eine Gabe ist eine einmalige Einnahme eines Mittels, in der Regel sind es 2–3 Kügelchen oder Tropfen. Bei einer Doppelgabe werden drei Tropfen oder Globuli eingenommen und nach fünf Minuten wiederholt.

Die Kügelchen läßt man auf der Zunge zergehen. Wenn das Mittel in Pulverform vorhanden ist (s. Brieftaschenapotheke), besteht eine Gabe aus einer Messerspitze. Wenn mehrere Gaben am Tag gebraucht werden, ist es empfehlenswert, *drei Kügelchen oder Tropfen in einer Tasse Wasser* aufzulösen, umzurühren und mit einem Teller zuzudecken. *Dann wird ein Teelöffel davon als eine Gabe bezeichnet.* Das arzneiliche Wasser hält sich gut ein bis zwei Tage, seine Haltbarkeit wird durch Zufügen von Alkohol verlängert.

Die Dosierung

In diesem Ratgeber haben wir die Dosierungsangaben vereinfacht, so daß sie für Laien leicht durchführbar sind. Eine übersichtliche Anleitung finden Sie auf der Umschlaginnenseite. Eine ausführliche Besprechung der Regeln der Dosierung finden Sie in Ravi Roys Buch *„Die Reaktionen und die LM-Potenzen"*. Eine C 200 ist eine bewährte „mittlere" Potenz. Eine zu niedrige Potenz (in manchen Fällen sogar noch die C 30) löst eher eine Erstverschlimmerung aus. Deswegen hat Hahnemann die höheren Potenzen entwickelt und bevorzugt. Für aktute Fälle ist die C 200 wegen ihrer hohen Verdünnung ideal; sie wirkt schnell, und die Besserung setzt bei dem richtigen Mittel oft bereits innerhalb von Minuten ein.

Dosierung

Je nach Intensität der Symptome und Gefährlichkeit des Zustandes alle 5–10 Minuten bis zu einmal täglich eine Gabe verabreichen. Sobald deutliche Besserung eintritt, absetzen und das Mittel erst dann wiederholen, wenn die Wirkung nachläßt.

Äußerliche Anwendung

Es werden 5–10 Tropfen der Tinktur in etwas Wasser aufgelöst. Mit dieser Flüssigkeit wird ein Stück sauberer Stoff oder Verbandsmaterial benetzt und als Kompresse auf die zu versorgende Wunde oder bedürftige Körperstelle gelegt.

Was ist eine Verschlimmerung?

Manchmal reagiert der Organismus mit einer überschießenden Heilreaktion. Diese Symptome verschlimmern sich, und es geht kurze Zeit schlechter ($^1/_4$ Stunde bis zu einigen Stunden).

Das kann nach der ersten Gabe stattfinden oder nach mehreren Gaben, nachdem es dem Kranken schon besser gegangen ist. Dieser Zustand reguliert sich von alleine und es geht nach und nach immer besser.

Bei akuter Lebensgefahr treten niemals Verschlimmerungen auf das richtige Mittel auf.

Beachten Sie: Tritt Besserung auffallend schnell ein, ist eine Wiederholung nicht notwendig, außer wenn die Symptome in abgeschwächter Form wiederkehren.

Im Falle einer Verschlimmerung (Heilreaktion) sind die folgenden zwei wichtigen Regeln zu beachten:

- Das Mittel muß sofort abgesetzt werden.

In den meisten Fällen wird keine Wiederholung notwendig sein. Wenn die Symptome aber zurückkehren, können Sie das Mittel wiederholen.

Wenn die Symptome zurückkehren, sind sie gewöhnlich milder; nun kann das Mittel wiederholt werden. Einige wenige Gaben sollten ausreichen, um die Heilung zu vollenden. Andernfalls sind höchstwahrscheinlich ein paar gröbere Verstöße gegen die Selbstheilungskräfte des Organismus begangen worden, z.B. zu viel zur falschen Zeit vom Falschen essen oder Einflüsse von zuviel Hitze oder Kälte. Jetzt muß die ganze Krankengeschichte neu überdacht werden. Gewöhnlich wird ein neues Mittel in Erwägung gezogen werden, welches die Resultate des Fehlverhaltens auskurieren kann.

Die Regeln der Wiederholung

- Je intensiver der Zustand ist, umso häufiger muß das Mittel wiederholt werden. Als Durchschnittswert bei einer akuten Krankheit gilt: anfangs alle zwei Stunden wiederholen.

Ansonsten gilt Folgendes:

- Wiederholen Sie das Mittel immer dann, wenn die Besserung anfängt nachzulassen; das kann nach einer Stunde sein oder nach zwei Tagen.
- Wenn Sie unsicher sind, ob das Mittel richtig gewählt ist und wirkt, wiederholen Sie es noch einmal nach zwei bis vier Stunden, bevor Sie es ganz absetzen.

- Mit der deutlichen Besserung des Zustandes werden die Abstände der Mittelgaben entsprechend vergrößert.
- Normalerweise sollte das Mittel nach der Heilung des Zustandes abgesetzt werden.
- Es gibt aber Fälle, wo das Mittel entweder allgemein oder spezifisch weiterhin gut tut. In diesem Fall nehmen Sie das Mittel weiter.

Schadet das falsche Mittel?

Durch das falsch gewählte Mittel passiert in der Regel einfach – nichts! Anders ist es jedoch, wenn Sie das falsche Mittel immer weiter nehmen, obwohl es Ihnen nicht besser geht. Irgendwann wird es Ihnen mit dem Mittel schlechter gehen und immer weiter schlechter. *Deswegen ist es so wichtig, das Mittel beim geringsten Unwohlsein sofort abzusetzen!* Wenn es zu einer nervlichen Überreizung gekommen ist, kann eine Tasse Kaffee oder der Geruch davon das homöopathische Mittel antidotieren.

Was müssen Sie beachten, wenn Sie in homöopathischer Behandlung sind?

Sprechen Sie mit Ihrem Homöopathen ab, wenn Sie sich selber behandeln wollen. Eine Konstitutionstherapie kann und muß sogar bei einem Notfall unterbrochen werden, damit der Mensch entsprechend seiner Bedürfnisse versorgt werden kann. Ein Knochenbruch verlangt sofortige entsprechende Versorgung, ebenso wie eine Operationsbehandlung etc.

II. DIE HOMÖOPATHISCHE REISEPLANUNG

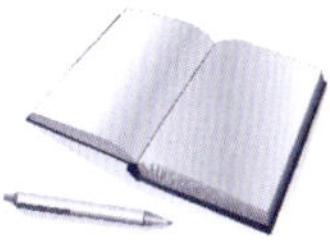

Wenn einer eine Reise tut...

...dann ist er zunächst einmal voller Vorfreude auf eine erlebnisreiche Zeit. Kaum oder selten wird ihm dabei bewußt, wie sehr kleine oder große „Unpäßlichkeiten" den Verlauf dieser Reise stören, ja beeinträchtigen können. Damit das nicht passiert, ist dreierlei nötig:

- zum ersten eine möglichst gründliche Information vor der Reise über Klima, Land und Leute;
- zum zweiten das Wissen, wie man sich vor der Reise gesundheitlich vorbereiten kann und welche Vorbeugungsmaßnahmen eine sanfte, aber gleichzeitig hohe Sicherheit bieten;
- zum dritten das Wissen, wie man sich im Krankheitsfall am besten helfen kann.

Denn ein Mitteleuropäer macht sich in der Regel keinen Begriff davon, was ihn in einem fremden Land erwartet – vor allem unter extremen Bedingungen, wie zum Beispiel in den nördlich gelegenen Zonen, den Tropen, dem Hochgebirge und in der Wüste.

Allein schon diese innere Vorbereitung ist ein Schutzfaktor an sich. Effektiv ergänzt wird sie durch die Homöopathie, mit der nahezu alle gefährlichen Eventualitäten erfolgreich gemeistert werden können. Jedes der empfohlenen homöopathischen Mittel führt dem Organismus in der entsprechenden Situation die Information zu, die er braucht, um wieder „ins Lot" zu kommen: auf sanfte, ganzheitlich wirkende Weise.

Sie müssen sich jedoch mit der Homöopathie vertraut machen. Auch wenn dieser Ratgeber Ihnen eine Menge an Hilfe bietet, wird Ihnen ein gründliches Verständnis der

Homöopathie und die Beschäftigung damit noch mehr Sicherheit und Vertrauen geben.

Fangen Sie schon zu Hause an, kleinere Unpäßlichkeiten mit Hilfe unserer Bücher *„Kinder mit Homöopathie behandeln"* (Droemer Knaur Verlag) und *„Selbstheilung durch Homöopathie"* sowie den *„Homöopathischen Ratgebern"* (Lage & Roy Verlag) zu behandeln. Sammeln Sie Erfahrungen und lassen Sie sich von Ihren inneren Empfindungen sicher leiten. Auch die einheimischen Heilkundigen haben einen reichen Schatz an Heilungsmöglichkeiten: Wurzeln, Kräuter und Baumrinden, auf einfache Weise zubereitet, innerlich oder äußerlich angewandt, wirken manchmal Wunder.

Praktischer Umgang mit diesem Reiseratgeber

Sie sollten sich den Reiseratgeber vor Ihrer Reise durchlesen, um sich gut auf Ihre Fahrt vorbereiten zu können. Sie werden Ernährungsratschläge, Mittel zur Akklimatisierung an tropisches Klima sowie gegen Reiseunpäßlichkeiten finden. Der vorbeugende homöopathische Schutz, die homöopathische Prophylaxe gegen bestimmte Tropenkrankheiten, muß schon vor der Reise vollzogen werden. Sie können sich mit den Therapiemöglichkeiten der Reise- und Tropenkrankheiten bekannt machen und sich entsprechend Ihren individuellen Bedürfnissen eine eigene Reiseapotheke zusammenstellen. Auf der nächsten Seite haben wir eine kleine und eine mittelgroße Reiseapotheke zusammengestellt. Ferner finden Sie eine Liste aller hier erwähnten Mittel auf S. 164.

C- oder D-Potenzen?

Homöopathische Mittel werden in zwei Schritten hergestellt, indem sie zuerst verdünnt und dann potenziert werden (Heilkraft durch

Succussion erhöhen, d.h. durch kräftige Schüttelschläge).

Vor der Entscheidung, C- oder D-Potenzen zu wählen, werden Sie außer in Deutschland in keinem anderen Land stehen. Denn überall sonst in der homöopathischen Welt werden Hahnemanns C-Potenzen benutzt, und deswegen empfehlen wir sie auch. Wenn Sie C-Potenzen allerdings schwer bekommen, können Sie ohne Wirksamkeitsverlust auch D-Potenzen verwenden. In vielen englischsprachigen Ländern wird bei Centesimal-Potenzen nur die Potenzzahl genannt (statt C 200 nur 200 oder 200 C, bzw. 200 CH – Centesimal Hahnemanii – in Frankreich). Die D-Potenzen werden mit x bezeichnet (3x statt D 3).

Bei C-Potenzen liegt die Verdünnung pro Schritt bei 1:100 und bei D-Potenzen bei 1:10. Normalerweise benutzt der Homöopath die D-Potenzen bis zu D 12. Sie enthalten in diesen niedrigen Potenzen mehr Materie und wirken auf die zelluläre Ebene. Je höher die Potenz, umso höher ist die Heilenergie. Durch Verdünnung enthalten die Essenzen immer weniger Materie.

Eine Urtinktur ist der unverdünnte Auszug einer Heilpflanze, der zur Konservierung mit ausreichend Alkohol vermischt wurde.

Brieftaschen-Reiseapotheken

Sie sind am besten beraten, wenn Sie sich vor der Reise eine handliche Apotheke zusammenstellen, die in der Brieftasche Platz findet und im Notfall immer zur Hand ist.

Diese Mittel erfüllen in der Potenz C 200 (außer GUNPOWDER in D 3) die Grundbedürfnisse fast jedes Reisenden mit großer Wahrscheinlichkeit:

Kleine Reise-apotheke

Aconit, Apis, Arnica, Arsenicum album, Belladonna, Bryonia, Gunpowder D 3, Hepar sulfuris, Hypericum, Ledum, Nux vomica, Staphisagria und Sulfur.

Von der folgenden Liste können Sie zusätzliche Mittel auswählen, um sich gezielt auf Ihre Reise vorzubereiten. Die Nosoden für den Schutz (siehe S. 56ff) brauchen Sie im Regelfall nur Zuhause und müssen Sie nicht mitnehmen, es sei denn, Sie sind länger als sechs Monate unterwegs.

Erweiterte Reise-apotheke

Borrelia Nosode	Lachesis
Calcium carbonicum	Malaria officinalis
Calendula Urtinktur	Mercurius solubilis
Carbo vegetabilis	Mercurius corrosivus
Carduus marianus D6	Natrium muriaticum
Chelidonium D6	Natrium sulfuricum
China	Okoubaka D3
Chininum sulfur. D3	Phosphor
Cocculus	Pulsatilla
Coffea	Pyrogenium
Dulcamara	Rhus toxicodendron
Echinacea Urtinktur	Scorpio
Ferrum phosphor.	Silicea
Gelbfieber Nosode	Sol
Gelsemium	Tollwut Nosode
Glonoinum	Vespa
Hepatitis A Nosode	Zeckenbißfieber Nosode
Hepatitis B Nosode	
Ipecacuanha	

Dem Sicherheitspersonal am Flughafen müssen Sie eventuell bei Mitteln wie Gunpowder erklären, daß es sich hier um homöopathische Mittel handelt. Zeigen Sie ihnen notfalls die Seite 23 über die Herstellung der homöopathischen Mittel und die Menge der Materie, die sie enthalten, nämlich gar keine.

Die Trägersubstanzen der homöopathischen Mittel bestehen aus Zuckerkügelchen (Globuli), Milchzucker (Tabletten oder Pulver) oder Alkohol. Milchzucker erhalten Sie im Reformhaus oder in einer Apotheke.

Schneiden Sie sich aus Alufolie ein ungefähr 10 x 10 cm großes Stück zurecht. Dann geben Sie darauf Globuli für Menschen mit Laktoseintoleranz oder etwa einen gestrichenen Teelöffel Milchzucker und 3–5 Tropfen der Arzneiflüssigkeit. Anschließend falten Sie die Alufolie zu einem kleinen Briefchen zusammen und versehen es mit einem beschrifteten Aufkleber. Die Mittelbriefchen werden zum Schutz vor Feuchtigkeit und Ameisen in einem praktischen Plastikbeutel mit Reißverschluß verwahrt. Es gibt auch kleine 1,5g Glaszylinder in Ledermäppchen oder Holzkästchen zum Mitnehmen. Ein eventuelles Verkleben der Globuli in feuchten Gegenden beeinflußt die Wirkung des Mittels nicht.

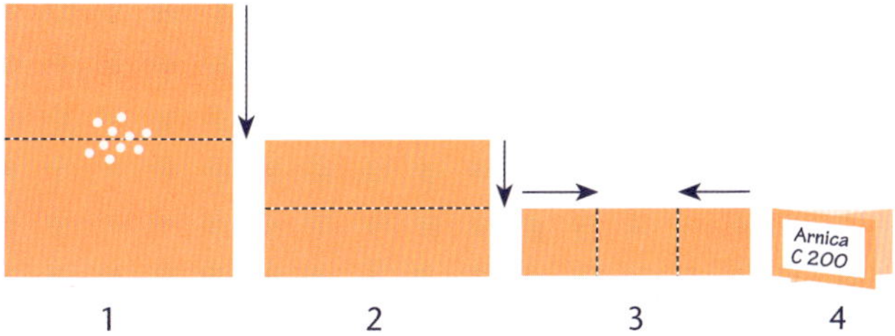

Bezugsquellen für homöopathische Mittel und Chakrablüten Essenzen finden Sie auf Seite 157.

Homöopathie in Ihrem Reiseland

In Ländern, die mit homöopathischen Apotheken gut versorgt sind, werden Sie entsprechend viele Homöopathen finden. Die folgenden Angaben haben keinen Anspruch auf Vollständigkeit.

Europa

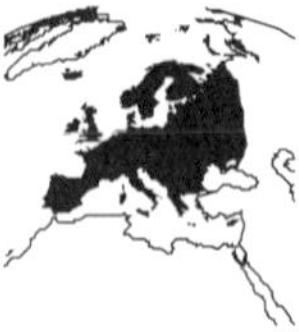

Deutschland: in allen Großstädten und den meisten Kleinstädten gute Ausstattung, die geläufigsten Mittel sind innerhalb weniger Stunden erhältlich.
Österreich: gut, die geläufigsten Mittel sind innerhalb weniger Stunden erhältlich.
Italien: in allen Großstädten.
Schweiz: homöopathische Apotheken in den Großstädten, aber meist müssen die Mittel in Genf bestellt werden.
Großbritannien und Niederlande: ähnlich wie in Deutschland.
Frankreich: gut, die geläufigsten Mittel sind innerhalb weniger Stunden erhältlich.
Belgien: gut, die geläufigsten Mittel sind innerhalb weniger Stunden erhältlich.
Spanien: in Großstädten.
Griechenland: in Athen gut.
GUS: Moskau, Kiew und Leningrad gut.
Skandinavien: sehr schlecht versorgt, Mittel unbedingt mitnehmen.
Portugal: wie Skandinavien und die slawischen Länder.
Slawische Länder, Ungarn, ehemalige Ostblockstaaten: Mittel unbedingt mitnehmen.

Nordamerika

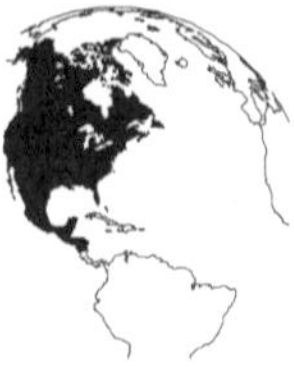

USA: nicht ausreichend, außer in Philadelphia, New York, Chicago, Los Angeles und in manch anderer Großstadt, erhältlich in Naturkost- und Kräuterläden, nicht in Apotheken.
Kanada: In Großstädten.
Mexico: Mexico City u.a. Großstädte gut.

Südamerika

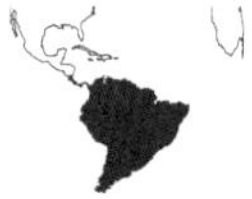

Im großen und ganzen in den Großstädten ausreichend, besonders in **Argentinien, Bolivien, Brasilien, Chile.**

Afrika

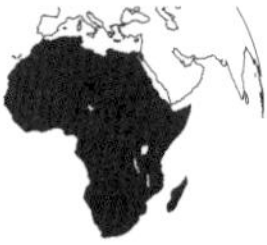

Wenn überhaupt, dann nur in den Hauptstädten, außer in den ehemals von Engländern besetzten Ländern. In **Benin, Ghana** und **Südafrika** gut.

Asien

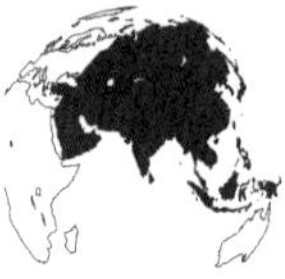

In den **Arabischen Ländern** und der **Türkei** gibt es unseres Wissens, außer vielleicht in **Syrien**, noch keine Homöopathie.
Israel: Es gibt keine homöopathische Apotheke in Tel Aviv, aber Homöopathen.
Persien: Hauptstadt gut versorgt.
Pakistan: sehr gut.
Indien: Erstklassige Versorgung, besonders Nordindien, sogar die kleinste Stadt verfügt über eine homöopathische Apotheke, in Bengalen wird Sie sogar jedes Dorfkind zu einem Homöopathen führen können.
Burma: in Rangun gut.
Nepal: in Kathmandu gut.
Sri Lanka (Ceylon): ausreichend, in Colombo gut.

Australien + Neuseeland

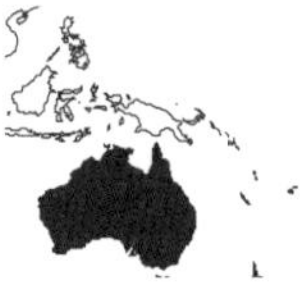

In den größeren Städten wie Sidney und Oakland sehr gut, die geläufigsten Mittel sind innerhalb weniger Stunden erhältlich.

III. ALLGEMEINE RATSCHLÄGE UND HINWEISE AUF REISEN

Ernährung

Als Reisender haben Sie in einem fremden Land oft wenig Möglichkeiten, die Diätvorschläge im Krankheitsfall durchzuführen. Unterstützen Sie immer Ihre Selbstheilungskräfte und die Reinigung Ihres Körpers durch eine einfache und natürliche Lebensweise. Wir geben Ihnen einige Empfehlungen, wie Sie Komplikationen aus dem Weg gehen können. Halten Sie sich an die grundsätzlichen Maßnahmen.

Entlasten Sie Ihren Körper

Trinken Sie, so viel Sie können, ohne daß Sie sich schlecht fühlen. Wenn Sie nicht durstig sind, warten Sie bitte, bis Ihnen Ihr Körper sagt, was er braucht. Manchmal erfordert es viel Geduld, das richtige Getränk zu finden, denn es ist oft etwas ganz anderes als das, was Sie gewöhnlich trinken. Essen Sie nur so viel wie nötig ist, um Ihre Kraft zu bewahren, und so leicht wie möglich, z.B. flüssige Nahrung oder trockenes Brot, Zwieback, Puffreis, Obst.

Auf die Bedürfnisse achten

Sollte Fasten Ihre Kräfte nicht wesentlich beeinträchtigen, dann fasten Sie erst und warten Sie dann solange, bis Sie richtig Hunger bekommen.

Richten Sie sich nach den Bedürfnissen Ihres Körpers, ob er etwas Warmes oder Kaltes, Trockenes oder Flüssiges bzw. Erfrischendes verlangt. Ein sehr starkes Verlangen nach etwas Frischem ist ein sicheres Zeichen, daß Ihr Körper diese Stoffe braucht. Bekommen Sie nach oder während einer Krankheit Hunger auf eine richtige Mahlzeit, dann sind Sie wieder auf dem Weg der Besserung, und Ihr Körper braucht jetzt Nahrung. Normalerweise sollten Sie erst dann richtig trinken, wenn Sie Durst bekommen.

In feuchten Gegenden genug trinken

In feuchten Gegenden verlieren Sie zwar viel Flüssigkeit durch Schweiß, aber bedingt durch die hohe Luftfeuchtigkeit (besonders in der Umstellungsphase) entsteht kein richtiger Durst, bzw. Sie vergessen zu trinken. Achten Sie in solchen Fällen auf den Urin. Wenn er anfängt, dunkler zu werden, sollten Sie für Flüssigkeitszufuhr sorgen. Schlappheit, zähe Bewegungen und eine erschwerte Atmung sind weitere Zeichen für eine Austrocknung. Um einen Kreislaufkollaps zu vermeiden, sollten Sie sofort etwas trinken, bis Sie sich wieder leichter fühlen. Wenn man eine Zeit lang nicht getrunken hat, sollte man nicht zu große Mengen auf einmal hinunterstürzen.

Fahrtbedingte Beschwerden

vor dem Flug

Panische Angst vor dem Fliegen

- GELSEMIUM C 200, eine Woche lang täglich eine Gabe. Sie kann auch unabhängig von der Flugreise behandelt werden. Siehe auch Seite 165ff. HERZCHAKRA ESSENZ, SOLARPLEXUS und JUWEL DER ESSENZEN.

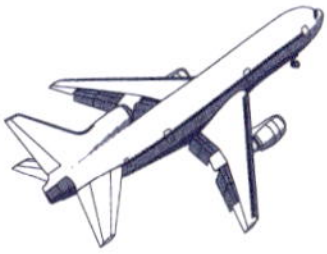

Schutz vor kosmischer Strahlung

Fluggäste sind auf Fernreisen, besonders über den Polen, Radioaktivität und anderen kosmischen Strahlen ausgesetzt. Manche Personen sind empfindlicher als andere. Für diese, besonders für Schwangere, Menschen, die oft fliegen, Kinder und Herzkranke empfehlen wir generell den homöopathischen Schutz mit

- RADIUM BROMATUM C 200, eine Gabe einige Tage vor der Reise, oder der MAGNETISCHEN ESSENZ, zwei Tropfen vor dem Flug. Weitere Mittel, die vor Radioaktivität schützen, sind ausführlich im *„Homöopathischen Ratgeber Radioaktivität"* besprochen.

beim Flug

Flugkrankheit

Ohrenschmerzen, Kopfschmerzen (neuralgische) oder Übelkeit beim Landen und Starten

- BELLADONNA C 200. Die 1. Gabe 6–12 Std. vor dem Abflug, die 2. Gabe kurz vorher. Das Mittel wirkt sehr schnell, man kann es auch erst im Flugzeug einnehmen, wenn die Beschwerden auftreten.

Sturzangst

Angst beim Landen bzw. durch atmosphärische Turbulenzen

- BORAX C 200, 3 Tage vorher je eine Gabe.

Thrombosevorbeugung

Das „Touristenklasse-Risiko“

Wenn man längere Zeit fast bewegungslos in engen Räumen sitzt, verringert sich die Blutzirkulation, und das Blut staut sich in den Füßen und Unterschenkeln. Bei gefährdeten Personen kann dies zu Blutgerinnseln führen. Nach dem Flug können sich die Blutgerinnsel schon bei den ersten Schritten lösen, manchmal auch erst später, in Herz, Lunge oder Gehirn gelangen und oft tödliche Auswirkungen haben. Auf dem Londoner Flughafen Heathrow kam es 1986 zu 61 plötzlichen Todesfällen, von denen 18% durch Lungenembolien bedingt waren. Diese Gefahr verbirgt sich nicht nur auf Langstreckenflügen für die Touristenklasse, sondern auch in engen Bussen und Autos. Diese Neigung zur Thrombosebildung wurde zuerst 1940 in London bei den Luftangriffen, infolge längerer Aufenthalte in engen Luftschutzkellern, bemerkt.

Zur Risikogruppe gehören ältere Menschen, Schwangere, übergewichtige und große Menschen, die sich wenig bewegen, rauchen und trinken.

Vorbeugende Maßnahmen:

- Ernährung: Drei Tage vorher konzentrierte Eiweiße reduzieren und glutenfrei (Weizen) essen. 2–3 x täglich ein Gläschen Sauerkrautsaft trinken. Mehr trinken, vor allem warme Tees. Für ausreichend Bewegung sorgen.

Im Flugzeug selbst beachten Sie Folgendes:

- Lockere Kleidung tragen, enge Gummizüge an Strümpfen vermeiden.
- Stehen Sie öfters auf und gehen Sie einige Schritte auf und ab.
- Genügend trinken, Alkohol und Kaffee meiden.
- Machen Sie alle 1–2 Stunden folgende Übung: Ziehen Sie am besten die Schuhe aus und stellen Sie die Füße flach auf den Boden. Nun machen Sie Greifübungen mit den Zehen, wobei die Zehenspitzen gegen den Boden gepreßt werden. Der Vorgang regt die Gehirndurchblutung an und erfrischt.
- Im selben Rhythmus die Füße auf den Fersen abstützen und den Fuß zum Schienbein hin anwinkeln. Die Waden werden dabei stark angespannt. Dies regt die Durchblutung der Beine an.

Jetlag – Zeitverschiebungsprobleme nach dem Flug

- Wenn Sie bewußter mit Essen und Alkohol umgehen, sich im Flugzeug etwas Bewegung verschaffen, werden Sie den Jetlag besser in den Griff bekommen.

- Empfehlenswert ist es, Frischkost, bes. Obst, Sprossen, Salatdressing aus Öl und Zitronensaft statt Essig mitzunehmen. Meiden Sie Käse, Mayonaise und fette Speisen.

- Trinken Sie genügend Wasser. Manche Fluggesellschaften bieten wenig Wasser zum

Trinken an. Nehmen Sie sich Wasser mit, besonders wenn Sie Trockenfrüchte essen.

- NUX VOMICA C 200, eine Gabe alle 2–4 Stunden, erleichtert es, mit der Zeitverschiebung besser zurechtzukommen (z.B. gestörter Schlaf-Wachrhythmus).

- In selteneren Fällen, wenn NUX VOMICA nicht hilft, ist SULFUR C 200 angezeigt. 2–3 Gaben im Abstand von 4 Std. genügen.

- Die MAGNETISCHE ESSENZ hat sich bei Jetlag bewährt. Nehmen Sie vor dem Flug einen Tropfen und in den ersten 2 Tagen danach 3 x 1 Tropfen.

- Der Flug hat Sie geschwächt, und Sie fühlen sich sogar schwindlig. Wenn Sie außerdem keinen richtigen Schlaf mehr finden können, dann wird Ihnen COCCULUS INDICA C 200 helfen. 2–3 Gaben am Tag bringen schnelle Erleichterung.

In komplizierten Fällen fragen Sie Ihren Homöopathen um Rat.

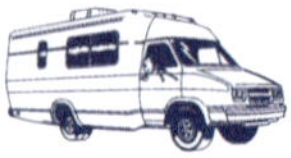

Reiseübelkeit

- Maßvolles Essen ist der beste Weg, um Übelkeit und Erbrechen auf Auto-, Bus- oder Bahnfahrten vorzubeugen. Wenn Ihre Reise schon in der Früh beginnt, so trinken Sie nur eine Tasse Schwarztee zum Frühstück. Am späteren Vormittag wird Ihnen ein Käsebrot und noch eine Tasse Tee gut tun.

Bei Auto-, Bus- oder Zugfahrten etc.

- COCCULUS C 200, 3 Tage vorher jeweils eine Gabe einnehmen. Cocculus heilt nicht immer die Neigung zur Reisekrankheit aus. Hierzu ist eine konstitutionelle Behandlung notwendig.

Seekrankheit

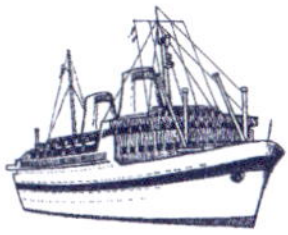

Kleine Änderungen in den Ernährungsgewohnheiten können den Ausschlag für eine problemlose Seereise geben. Vermeiden Sie alle süßen, schweren Speisen. Essen Sie mäßig, weniger Fettes und weniger Kohlenhydrate. Bei starker Übelkeit mit leerem Magen wird Ihnen ein Stück Brot, am besten mit Käse, gut tun.

Der beste Platz für Menschen, die zur Seekrankheit neigen, ist in der Mitte des Schiffes, dort sind Schaukelbewegungen am wenigsten zu spüren.

- *Vorbeugend:* Eine Gabe TABACUM C 200, 4–5 Tage vor der Abreise 1x täglich.

- Wenn die Übelkeit erst durch starken Seegang ausbricht, TABACUM immer dann wiederholen, wenn die Übelkeit zurückkehrt.
  Es kommt zwar am häufigsten vor, heilt aber die Veranlagung meist nicht aus. Dafür ist eine konstitutionelle Behandlung notwendig.

- Bei schon ausgebrochener Seekrankheit, sei es durch Nichtvorhandensein oder Nichtwirksamkeit von TABACUM, können Sie, sollte Ihnen diese Möglichkeit zusagen, kleine Mengen Meerwasser trinken. Tun Sie dies allerdings nur auf offener See und fern vom Hafen.

IV. ERSTE-HILFE-RATSCHLÄGE

Nur die häufigsten Notfälle werden hier beschrieben. Ausführliche Infos finden Sie in unseren Büchern *„Selbstheilung durch Homöopathie“*, *„Erste Hilfe Homöopathie“* und dem *„Homöopathischen Ratgeber bei Notfällen“*.

Lebensmittelvergiftung

Bei Brechreiz und Durchfall

- ARSENICUM ALBUM C200, alle 15 Min. bis zweistündlich, je nach Intensität der Symptome.

Verdorbenes Wasser

Durchfall auch Arsenicum

Für Durchfall, der durch das Trinken von Brackwasser oder Wasser aus einem Teich entstanden ist, nehmen Sie

- ALSTONIA SCHOLARIS D 2, 5 Tropfen in etwas Wasser nach jedem Stuhlgang.

Wenn das Mittel nicht zu bekommen ist, kann man auch aus einer kleinen Menge Ingwer mit braunem Rohrzucker einen Tee kochen und ihn während der Dauer der Erkrankung trinken.

Beachten Sie die allgemeinen Ratschläge bei Durchfall (siehe Seite 123ff). o. Okoub.

Sehr hohes Fieber

Bekommen Sie Fieber vom Brackwasser, essen Sie sehr wenig, am besten nur Suppen und nehmen Sie

- PYROGENIUM C 200, 3 Gaben in zweistündlichem Abstand.

Verletzungen

Wunden

ARNICA ist das Hauptmittel bei Verletzungen. Es fördert die Wundheilung und beugt Komplikationen, wie z.B. Entzündungen und Tetanus, vor. Je nach Schwere der Verletzung innerliche und/oder äußerliche Anwendung.

- ARNICA C 200, halb- bis zweistündl. eine Gabe

Tetanus (Wundstarrkrampf)

Tetanusgefahr ist gegeben bei Wunden, an die kein Sauerstoff gelangt. Der Tetanuserreger hält sich vorwiegend in Erde und Mist auf. Nicht blutende Stichwunden sind besonders gefährdet.

Tetanus Prophylaxe

- *Vorbeugend:* Jede nichtblutende Wunde so lange drücken, bis Blutstropfen herausquellen.
- Eine Doppelgabe der TETANUS NOSODE C 200 schützt ca. sechs Monate. Sie kann auch direkt nach einer Verletzung eingesetzt werden.

Bei Stichwunden:

- LEDUM C 200, innerlich und äußerlich.
  Dosierung: Kleine Stichwunden brauchen 2–3 Gaben im Abstand von 2–4 Stunden. Größere Wunden: anfangs alle 2 Stunden, später alle 4–6 Stunden eine Gabe über 2–3 Tage.

Bei Tetanus bzw. Anzeichen (Nervenschmerzen):

- HYPERICUM C 200,
  Dosierung: Je nach Schwere des Krankheitszustandes alle 1–4 Stunden innerlich und äußerlich wiederholen. Wenn die Besserung nicht innerhalb weniger Stunden eintritt, setzen Sie die TETANUS NOSODE C 200 ein und wiederholen Sie nach Bedarf.

Blutvergiftung (Sepsis)

roter Strich

Bei einem „roten Streifen“ auf der Haut handelt es sich um eine Entzündung der Lymphbahn. Meist hat sie in einer Infektion der Haut ihren Ursprung und breitet sich in den Lymphbahnen aus, die den Infektionsort umgeben. Die benachbarten Lymphknoten können schmerzhaft anschwellen, es kann zur Temperaturerhöhung kommen. Wenn die Erreger, wie Bakterien, Pilze, Protozoen und Würmer, über die Lymphe ins Blutkreislaufsystem gelangen, droht eine Blutvergiftung! Charakteristische Symptome einer Sepsis sind Schüttelfrost mit nachfolgendem hohen Fieberanstieg: Es kann sich ein septischer Schock entwickeln. Das wichtigste Mittel bei einer Sepsis ist

geschwollene Lymphdrüsen

Fieber

- GUNPOWDER D 3–12
  Vorbeugend: bei drohender Blutvergiftung nach einer Verwundung 3x täglich eine Tablette oder 5 Tropfen.
  Akut: alle 1–2 Stunden eine Gabe.
- Siehe auch unter PYROGENIUM (starkes Frieren, sehr hoher oder niedriger Puls).

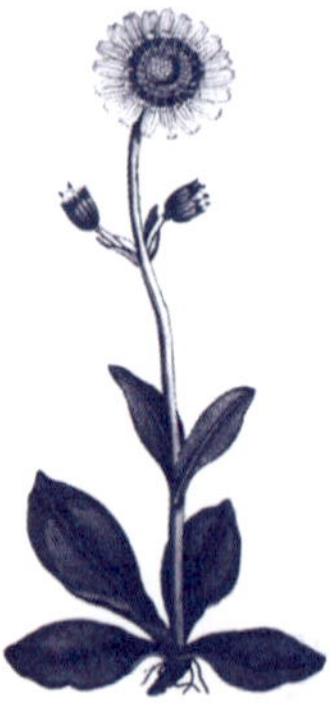

Geschwüre

- Prophylaktisch werden alle Wunden mit verdünnter CALENDULA-Urtinktur gereinigt, und ARNICA C 200 wird innerlich eingenommen.
- Auf Wundgeschwüre werden CALENDULA-Urtinktur-Kompressen aufgelegt.

Andere Geschwüre, sollten aber besser von einem Homöopathen behandelt werden.

Riß- und Schürfwunden

Auf offene Wunden keinesfalls Arnicatinktur geben, sondern nur in potenzierter Form! Entzündungsgefahr.

Verletzungen, wie sie bei Korallentauchern, Bergsteigern etc. vorkommen, werden mit

- CALENDULA-Urtinktur-Kompressen oder Calendula-Salbe

behandelt. Innerlich: 3–5 Tropfen auf $^1/_2$ Glas Wasser, davon einige Male am Tag schluckweise trinken.

- Die ZELL-ESSENZ kann alternativ dazu äußerlich aufgetragen werden. Die ZELL-SALBE SPEZIAL kann auch auf offene Wunden aufgetragen werden.

Beschwerden durch Wandern

Blasen an den Füßen

- *Vorbeugend:* Druckstellen mit mehreren Streifen Leukoplast dachziegelartig überkleben od. spezielles Blasenpflaster verwenden.
- Kompressen mit ARNICA C 200.

Wundgelaufene Füße

Heiße entzündete Fußsohlen oder blutig aufgeschürfte Blasen durch langes Laufen.

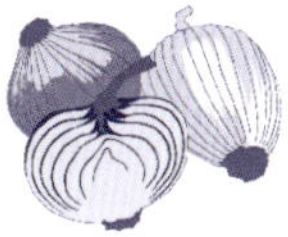

- Die Stelle mit einer rohen Zwiebel einreiben, eine Zwiebelscheibe mit einem Heftpflaster über die Blase kleben oder ein spezielles Blasenpflaster aufkleben.
- Die ZELL-ESSENZ auf Quellwasserbasis äußerlich bzw. auf das Pflaster auftragen.

Körperliche Anstrengung

Wenn Sie sich durch eine Wanderung, eine Reise oder einen Einkaufsbummel körperlich angegriffen und zerschlagen fühlen

- ARNICA C 200, meist reicht eine Gabe.
- MAGNETISCHE ESSENZ, 1 x 2 Tropfen

Reisestrapazen

Wenn Sie sich durch eine anstrengende lange Reise sehr mitgenommen und geschwächt fühlen, wird eine Tasse Kaffee die Lebensgeister wieder wecken. Aber bei gewohnheitsmäßigen Kaffeetrinkern hilft es meist nicht.

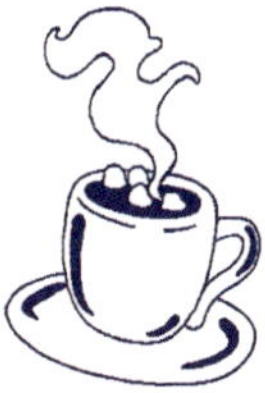

- Eine Gabe COFFEA C 200 ist hier hilfreich.
- MAGNETISCHE ESSENZ, 1 x 2 Tropfen

V. TIPS FÜR TROPENREISENDE

Anpassung und Gewohnheiten

Die tropischen Krankheiten können in seltenen Fällen auch in einem nichttropischen Klima auftreten. Ein Reisender ist dabei vielfach anfälliger als ein Einheimischer, und zwar aus verschiedenen Gründen.

Der Hauptgrund liegt meist darin, daß er entweder noch nicht oder zuwenig mit der Lebensweise in tropischen Ländern vertraut ist. Es gibt Fälle, wo sich ein Organismus überhaupt nicht eingewöhnen kann, aber in der Regel lernt er relativ schnell, sich umzustellen. Alles hängt von seiner individuellen Anpassungsfähigkeit ab.

Zwei Gaben der MALARIA OFFICINALIS C 200 stärken das Allgemeinbefinden und machen den Körper widerstandsfähiger.

WICHTIG!

Je bewußter und gründlicher Sie sich auf die Reise vorbereiten, umso besser können Sie Ihre Anpassungsfähigkeit schulen. Einige Wochen vor der Reise sollten Sie schon mit den Vorbereitungen beginnen:

- für ein bißchen Kondition sorgen;
- eine Reinigungskur oder Fasten sind sehr empfehlenswert, zumindestens leichte Kost und mengenmäßig weniger essen;
- Konsum von Zigaretten, Alkohol und Kaffee reduzieren bzw. im Reiseland einstellen, möglichst aber in der ersten Zeit, bis der Organismus sich umgestellt hat.
- Schokolade, Kekse, Bonbons usw. sollte man in den Tropen meiden und vorher schon reduzieren.

Man hat es im Ausland leichter, wenn man alte Gewohnheiten und Vorlieben zu Hause läßt. Der englische Spruch „When in Rome, do as the Romans do“, paßt hier sehr gut, aber mit einer Messerspitze Vernunft! Tun Sie es jedoch nie in dem Maße, wie es sich die Einheimischen auf Grund ihres „angepaßten“ Organismus erlauben können.

Essen und Trinken

Frühstücken soll man mäßig – Haferflocken und Müsli bekommen einem in der Heimat, aber nicht in den Tropen. Am besten Obst, Joghurt, Zwieback oder Puffreis essen – was gerade in dem jeweiligen Land angeboten wird. Diejenigen, die gewohnt sind, zum Frühstück nur Obst und Nüsse zu sich zu nehmen, sind für die Tropen gut vorbereitet.

Diejenigen, die auf Obst nicht munter, sondern müde werden oder sich unwohl fühlen, brauchen vielleicht zuerst etwas Eiweiß und Fett. Für manche kann sogar gelegentlich eine Tasse Kaffee vor dem Obst gut sein, für andere warmes Wasser oder Tee. Wegen der Salmonellengefahr sollte man mit Eiern besonders in den Tropen vorsichtig sein.

Mittags genügsam essen; am besten als Vorspeise wasserreiches Obst wie Melonen etc. Anschließend Joghurt, Puffreis, geröstete Erbsen oder Kichererbsen, rohes oder gekochtes Gemüse - nicht zu viele verschiedene Sachen auf einmal essen.

Am *Spätnachmittag* oder *Frühabend* können Sie ausgiebiger speisen. Dabei ist es wichtig, größere Mengen von Fett, besonders Gebratenes, zu meiden.

Wie die Landbevölkerung sich in Indien ernährt

Es hat sich in den 30 Jahren, seitdem ich nicht mehr in Indien lebe, vieles geändert. Immer mehr Menschen haben sich ungesündere Eßgewohnheiten angeeignet. Die indische Ernährung, die einst als besonders nahrhaft, gesund und ausgeglichen galt, hat sich vor allem durch den Einfluß des Westens deutlich verschlechtert, zum Teil auch in den Dörfern. Sie sieht, bei denen, die noch gesund leben, folgendermaßen aus:

Die Einheimischen frühstücken wenig bzw. nicht, außer evtl. einem Stück Zuckerrohr im Winter oder Obst. Es wird höchstens etwas Nahrhaftes getrunken. Unterwegs kann die erste Mahlzeit nur aus Obst bestehen oder Puffreis mit etwas gerösteten Kichererbsen.

Nur Schwerarbeiter essen morgens eine Kleinigkeit. Kinder bekommen Milch zu trinken.

Am Spätvormittag, bevor die große Hitze einbricht, wird das erste Mahl eingenommen – Gemüse, Hülsenfrüchte, Rotis (indische Fladen) oder Reis. Nachmittags wird manchmal Obst gegessen, in der Regel aber nur getrunken. Bei Einbruch der Dunkelheit speisen sie wieder, ähnlich wie am Vormittag, aber in der Regel kein Obst mehr. Zum Schließen des Magens essen sie hinterher eine kleine Menge braune Zuckerrohrmasse und nur bei besonderen Gelegenheiten Süßspeisen als Nachtisch.

Dieser strenge Rhythmus hat sich über die Jahrhunderte durch die extreme Hitze eingependelt. Der Winter ist kurz; mindestens acht Monate ist es warm.

In der Stadt werden Sie diesen durch die Hitze bedingten Tagesrhythmus in dieser Strenge nicht erleben; das Stadtleben ist überhaupt nicht mit dem gesunden Leben auf dem Land zu vergleichen.

Getrunken wird hauptsächlich Wasser, das in Tongefäßen aufbewahrt wird, wodurch es angenehm kühl ist; das Stadtwasser verliert dadurch z. T. seinen Chlorgeschmack.

Wasser aus Brunnen, die in Gebrauch sind, können Sie meistens trinken. Es soll keinen Geruch haben oder schlecht schmecken, außer leicht bitter. Das Wasser ist in den letzten Jahren in manchen Orten immer unreiner geworden, so daß ein Fremder Probleme bekommen kann. Jedoch spielt meist Angst eine wichtigere Rolle. Die Geschichten von Katastrophen beeinflussen einen viel mehr, als man glaubt. Auch mehr oder weniger reines Wasser kann dann Krankheiten auslösen. Hier gilt: entweder die Angst bewältigen, Wasser in Flaschen kaufen oder einen

Kohleaktivfilter bzw. Mikropurtabletten verwenden.

Wir verwenden auf unseren Reisen einen Teelöffel pulverisiertes Weizen- oder Kamutgras (Kamut ist eine Urweizenart ursprünglich aus Ägypten, die nur unter biologischem Anbau gedeiht; im Reformhaus erhältlich) auf 1/2 Liter Wasser, um das Trinkwasser zu reinigen, da es Giftstoffe bindet und neutralisiert. Außerdem ist es ein gutes Nahrungsergänzungsmittel, alkalisiert das Magenmilieu und beugt Fäulnisbakterien im Darm vor.

pulverisiertes Weizen- oder Kamutgras

Die UN-Gesundheitsbehörde empfiehlt für sehr heiße Gegenden eine einfache, effektive und praktische Methode der Wassersterilisation mit Hilfe der desinfizierenden Kraft der Sonne. Legen Sie eine durchsichtige Flasche aus Glas horizontal für etwa fünf Stunden in der heißesten Zeit des Tages auf eine dunkle Fläche. Die Hitze und UV-Strahlen der Sonne sterilisieren das Wasser.

desinfizierende Kraft der Sonne

Wo Kokosnüsse wachsen, können Sie Kokosnußwasser ein- bis zweimal in der heißen Tageszeit trinken. Zuviel davon kann allerdings auch unangenehme Ausscheidungsreaktionen auslösen, besonders wenn die Kokosnuß viel Fruchtfleisch angesetzt hat. Reagieren die Nieren oder der Darm zu stark, so essen Sie einige Zeit nur trockene Nahrung wie Puffreis, Zwieback etc.

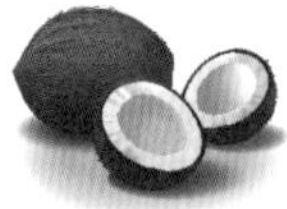

Daneben gibt es eine Reihe von Getränken, die sehr erfrischend und wohltuend sind.

- *Buttermilch:*
  mit Wasser mindestens 1:1 verdünnt. In Indien ist die Buttermilch bereits verdünnt.
- *Joghurttrunk (Lassi):*
  Joghurt mit einem Löffel cremig schlagen und mit viel Wasser verdünnen. Ungesüßt reguliert er die Darmfunktion. Bei sehr

weiter Seite 43

Ernährungstips für Tropenreisende

bei Speisen

- Speisen nie aufbewahren - nur so viel kochen, daß kein Rest bleibt! Sie verderben sehr schnell, außer im Kühlschrank, oder wenn viel Fett und Gewürze benutzt werden.

bei Obst

- Man sollte nicht zu viele Obstsorten auf einmal essen, am besten zwischen jeder Sorte etwa eine halbe Stunde Abstand lassen. Das gilt besonders für Melonen und Wassermelonen - entweder das eine oder das andere.
- Wenn Sie verschiedene Obstsorten auf einmal essen möchten, folgen Sie der allgemeinen Regel: Vitamin-C-haltiges Obst wie Zitrusfrüchte, Beeren und Weintrauben sollten als erstes gegessen werden, Bananen oder Datteln als Dessert. Beginnen Sie mit wasserhaltigem Obst, wie Wassermelonen oder Erdbeeren, und warten Sie danach etwas, wie Sie es auch nach dem Trinken machen, bevor Sie anderes Obst essen. Wenn Sie am liebsten einen Obstsalat essen möchten, steht dem nichts im Wege.
- Wenn Sie Obst als Zwischenmahlzeit zu sich nehmen, dann sollten zwei Stunden nach einer leichten und vier Stunden nach einer schweren Mahlzeit vergangen sein.
- Obst und Gemüse gründlich waschen.

bei Milch

- Milch eher meiden, außer im Winter
- Bei den Mahlzeiten Milch meiden.
- Frischmilch abkochen!

heißer Witterung etwas Salz dazugeben. In einem feuchtwarmen Klima oder Jahreszeit lieber nicht zu oft süßes Lassi trinken, vor allem nicht nach den Mahlzeiten.

- *Limonade:*
  eine halbe Limone in ein Glas kaltes Wasser auspressen, entsprechend mit Zucker – im Sommer nicht mit Honig, da er zu viel Hitze erzeugt – süßen, um den Geschmack abzurunden. Der nordindische, leicht gelblich-rötliche, pulverförmige Zucker (Bura) ist sehr geeignet. Evtl. etwas zerstoßene Eiswürfel aus sauberem Trinkwasser (Vorsicht bei kleineren Hotels!) dazugeben. Die Limonade erfrischt, gibt Energie und läßt die Hitze besser vertragen. Bei Magen- oder Darmkrankheiten kann statt Zucker Salz verwendet werden.
- *Tamarindentrunk:*
  Tamarinden in Wasser einweichen, das Fruchtfleisch mit der Hand ausdrücken und sehr verdünnt, mit etwas Rohrzucker oder Bura gesüßt, kühl trinken. Wirkt darmentschlackend und kühlend.

Tropische Jahreszeiten

Winter: In Gebieten, wo es einen Winter gibt – auch in den Tropen kann es noch recht kalt werden, besonders auf dem Land – entsprechend vorbereiten! Ab Mitte Februar gibt es sehr warme Tage, aber bis in den März/April hinein kann es plötzlich kalt werden. Dies gilt natürlich für die nördliche Hemisphäre. Die Jahreszeiten sind auf der anderen Seite des Äquators genau entgegengestellt.

In dieser Jahreszeit brauchen Sie sich mit dem Essen keine Beschränkungen aufzuerlegen. Es herrscht dann meist eine trokkene Kälte, und der Körper verlangt nun eine energiereiche Nahrung. Entsprechend gutmütiger reagiert er auf jede Art von Kost.

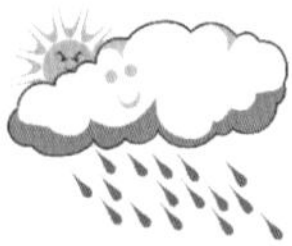

Regenzeit – Monsun: Wenn es tagelang regnet, gilt Folgendes für den Speiseplan:

- Joghurt weglassen.
- Alle Arten von Kohlehydraten reduzieren, speziell Zucker.
- Kleine Mengen von grünem Chili sind zu empfehlen – sie wirken vorbeugend gegen viele Krankheiten zu dieser Zeit; sie sind natürlich sehr scharf und werden zum Würzen in kleinen Mengen verwendet. Eine ganz kleine Menge am Tag reicht. Das rote Chilipulver ist dagegen nicht so günstig und sollte möglichst gemieden werden. Es ist aggressiv und enthält keine frischen Vitamine.
- Wichtige Vitaminspender sind Minze und Korianderblätter (gibt es zu allen Zeiten).
- Viel Gemüse essen. Je mehr Gemüse und je weniger Kohlenhydrate Sie essen, umso besser kommen Sie mit der Feuchtigkeit zurecht.
- Mangofrüchte sind besonders wertvoll bei feuchtem Wetter. Mango eignet sich sehr gut als Frühstück oder als Zwischenmahlzeit. Bei den Hauptmahlzeiten sollten Sie sie dagegen meiden. Nach dem Verzehr von Mangos sollten Sie etwas abgekochte Milch zu sich zu nehmen; sie werden dann besser verdaut. Die Milch wirkt wie ein Puffer gegen den hohen Säuregehalt und hilft, die Vitamine besser aufzunehmen. Der Organismus von Reisenden ist in der Regel nicht darauf eingestellt, selbst die kleinste Menge von rohen, unreifen Mangos zu verdauen. Es be-

MANGOS

Keine unreifen Mangos essen – es besteht Ruhrgefahr! Die Einheimischen vertragen sie häufig besser. Unreife Mangos nur gekocht oder als Pickles zu sich nehmen.
Ausgewachsene Mangos reifen in wenigen Tagen nach. Mangos eher meiden, wenn das Wetter sehr trokken ist.

steht Durchfallgefahr. In einigen Gebieten gibt es eine besondere Art von Mangos, die problemlos roh gegessen werden kann. Aber machen Sie keine Experimente, bevor Sie sichere Informationen von einem vertrauenswürdigen Einheimischen haben. Unreife Mangos sollten ansonsten nur gekocht oder eingelegt gegessen werden. Ausgewachsene, unreif geerntete Mangos reifen in wenigen Tagen nach.

Nach-Monsun-Zeit: Es herrscht mindestens vier Wochen lang eine sehr hohe Luftfeuchtigkeit. Man verhalte sich wie zur Regenzeit.

Das Küstenklima ist immer feucht genug, um Mangos zu essen. Die Mango ist keine Wüstenfrucht, sie reift am besten bei hoher Luftfeuchtigkeit (Regenzeit). Heutzutage werden Mangos, bedingt durch die künstliche Reifung, fast bei jeder Jahreszeit angeboten.

VI. BESCHWERDEN DURCH KLIMAEINFLÜSSE

Wie Sie heißes Klima besser vertragen

Wenn Sie sich gut vorbereitet haben, verläuft dieser Prozeß ohne große Schwierigkeiten. Treten trotzdem Schwäche, Schweregefühl, Durstlosigkeit oder andere bedenkliche Symptome auf, dann sind folgende Maßnahmen zu ergreifen:

- Sofort alle Kohlenhydrate weglassen.
- Joghurttrunk oder Buttermilch trinken.
- Nachmittags eignen sich Limonade oder Tamarindentrunk.
- Bei einer Getränkeart bleiben, mindestens für einen Tagesabschnitt.

Homöopathische Behandlung

Bei heiß-trockener Wetterlage

- NATRIUM MURIATICUM C 200, alle 4 Std. eine Gabe, bis die Beschwerden vorbei sind.

Bei warm-feuchter Wetterlage:

- NATRIUM SULFURICUM C 200, 4–6 stündlich, bis die Beschwerden vorbei sind.

Durch direkte Sonneneinwirkung

- NATRIUM CARBONICUM C 200, 4 stündl.
- Im Notfall wirkt auch NATRIUM MUR.
- SOLARPLEXUS ESSENZ, 4 stündl.

Sonnenbrand

Essig oder die ZELL-ESSENZ auf die Brandwunde geben; bei empfindlicher Haut etwas mit Wasser verdünnen. Hilft beides nicht genügend, dann einige Tropfen CANTHARIS C 200 in ein Glas Wasser geben und davon alle 2 Stunden einen Schluck trinken. Auf die Brandstelle legen Sie ein in Cantharis-Wasser (Urtinktur bis C 200, einige Tropfen auf etwas Wasser) oder in Essig getauchtes Tuch. Essig kann anfänglich brennen, läßt aber den Sonnenbrand schneller heilen.

Auch bei einem bedeckten Himmel am Meer oder in den Bergen kann ein Sonnenbrand entstehen. (siehe auch Sonnenallergie S. 129)

Sonnenstich

Meiden Sie die direkte Mittagssonne (ca. 11 – 17 Uhr). Wenn Sie trotzdem ins Freie gehen wollen, beachten Sie Folgendes:

- Nie ohne Kopfbedeckung! Nach der indischen Volksheilkunde und Farbenlehre wird empfohlen, eine orange- bis tiefrotfarbene Kopfbedeckung zu tragen. Schon ein Streifen davon soll Sonnenstich vorbeugen.
- Tamarindentrunk zu sich nehmen, bevor Sie in die Hitze gehen.
- Wassermelonen oder Melonen essen.
- Genügend Wasser trinken.

Vorsicht: Nach dem Verzehr von Wassermelonen ungefähr 1 Stunde nichts trinken. Nach Melonen dürfen Sie trinken; am besten eine hausgemachte Limonade (siehe S. 43).

Rezept

Bei allergischen Reaktionen auf Wassermelonen (Durchfall etc.) bereiten Sie sich einen Tee aus einer kleinen Menge Ingwer und Rohrzucker.

Bei Bewußtlosigkeit:

- Schnellstens aus der prallen Sonne wegbringen, kaltes Wasser - wenn vorhanden, einen Schuß Essig zufügen - aufs Gesicht träufeln.
- Eine Gabe GLONOINUM C 200 geben.

o. Belladona

Homöopathische Behandlung

Wenn das Bewußtsein zurückkehrt, am sofortigen Aufstehen hindern und schluckweise Wasser trinken lassen, später Limonade oder Tamarindentrunk geben. Zum Essen eignet sich zuerst Melone oder Wassermelone.

Alarmsignal!

Hören Sie auf zu schwitzen, müssen Sie sofort Schatten und Kühle suchen und Flüssigkeit zu sich nehmen!

Bei einem weniger dramatischen Sonnenstich ist die Behandlung vielfältiger. Ausführliche Behandlung in *„Homöopathischer Ratgeber bei Notfällen"*.

- Sie können sich mit einfachen Maßnahmen helfen – anfänglich viel Ruhe, viel trinken, besonders den Tamarindentrunk. Später, wenn der Appetit wiederkommt, gesalzenen Puffreis essen, gründlich und langsam kauen. Einige geröstete Kichererbsen können auch dazu gegessen werden.

- NATRIUM SULF. C 200 einmal täglich bei schwüler Hitze, wenn Schwäche zurückbleibt, als Nachbehandlung so lange geben, bis die Schwäche überwunden ist.

Wie Sie kaltes Wetter besser vertragen

Dosierungsregel:

Je besser Ihre Kondition ist, desto öfter können Sie das Mittel wiederholen. Wenn Sie einem Temperatur- oder Klimawechsel plötzlich ausgesetzt werden, ohne sich mit homöopathischen Mitteln vorbereitet zu haben, werden Ihnen die empfohlenen Mittel auch kurzfristig in der Situation helfen, sich schneller zu akklimatisieren. Nehmen Sie das erste Mittel alle 4–6 Stunden, bis Sie sich besser fühlen. Wenn das erste Mittel nicht vollständig hilft, nehmen Sie das nächste.

Wechsel von warmem in feucht-kaltes Klima

Wenn man in eine Gegend reist, die wesentlich kühler ist, besonders feuchtkalt, können durch den plötzlichen starken Temperaturwechsel Beschwerden auftreten:

- DULCAMARA C 200, eine Gabe, nach Bedarf wiederholen.

In kalt-feuchten Gegenden

- DULCAMARA C 200, 4–6 Wochen vorher alle 1–7 Tage eine Gabe. Untrainierte Menschen wechseln nach drei Wochen zu RHUS TOX. C 200 alle 1–7 Tage eine Gabe.

In kalt-trockenen Gegenden

- ACONIT C 200, 4–6 Wochen vorher alle 1–7 Tage eine Gabe.
- Bei schlechter körperl. Kondition: HEPAR SULFURIS C 200, alle 1–7 Tage eine Gabe.

In sehr windigen Gegenden

- ACONIT C 200 morgens und HEPAR SULF. C 200 abends, alle 1–7 Tage eine Gabe.

Bei starken Temperaturschwankungen

- TUBERCULINUM BOVINUM C 200, alle 3–7 Tage eine Gabe.
- Bei körperlich wenig trainierten Menschen zusätzlich FLUORICUM ACIDUM C 200, alle 1–3 Tage eine Gabe.

In nebligen Gegenden

- RHUS T. C 200, 4–6 Wochen vorher alle 1–7 Tage eine Gabe.
- Bei körperlich wenig trainierten und nervlich belasteten Menschen zusätzlich abends HYPERICUM C 200, alle 1–7 Tage eine Gabe.

Unverträglichkeit von Meeresklima

- NATRIUM MURIATICUM C 200 nimmt meist die Überempfindlichkeit auf Meeresluft. Vor der Abreise drei Gaben – jeden dritten Tag eine Gabe.

Höhenkrankheit

Höhenkoller

Wenn man in die Berge kommt, kann es ab einer gewissen Höhe zu Anpassungsschwierigkeiten an die dünne, sauerstoffarme Luft kommen.

Höhen Prophylaxe

Prophylaktisch:

- COCA C 200, 4–6 Wochen vor der Tour in die Berge alle 1–7 Tage eine Gabe. Körpertraining etwas steigern!

In Deutschland fällt COCA unter das Betäubungsmittel gesetz und ist nicht frei erhältlich. Weitere Informationen siehe Bezugsquellen Seite 157.

In den Bergen ist das Durstgefühl herabgesetzt. Sie können der Höhenkrankheit vorbeugen, indem Sie in der Akklimatisationsphase reichlich warme Flüssigkeit zu sich nehmen.

Homöopathische Behandlung

Bei akuten Beschwerden bis ca. 3000 m Höhe:

- COCA C 200, nach Bedarf 1/4 stündlich eine Gabe, z.B. bei Höheneuphorie.

Bei Höhen über 3000 m greift man besser zu niedrigen Potenzen oder Cocablättern:

- COCA D 1 – D 6, 1/2 – 1stdl. 3–5 Tropfen.

Wenn beides nicht hilft,

- ARSENICUM ALBUM C 200, alle 1–2 Std. eine Gabe bis genügend Sauerstoff assimiliert wird.
- SULFUR C 200, als Folgemittel oder, wenn eine Euphorie zurück bleibt, eine Gabe.
- MEDULLA ESSENZ nach Bedarf je 1–2 Tropf.

Lungenentzündung

Bei akuter Lebensgefahr

- ARSENICUM ALBUM C 200, alle 15–30 Minuten geben.

Als Folgemittel

- SULFUR C 200, eine Gabe zur Stabilisierung, wenn die Lebensgefahr gebannt ist.

Wenn ARSEN nicht richtig hilft, dann

- PHOSPHOR C 200, alle 2–4 Std., etwa 4–6 Gaben. Als Folgemittel wieder SULFUR.

VII. IMPFUNGEN – PROPHYLAXE – BEHANDLUNG VON TROPISCHEN INFEKTIONSKRANKHEITEN

Gesetzliche Bestimmungen zu diesem Thema erhalten Sie vom Tropeninstitut, München. Für den homöopathischen Schutz wird Ihnen von unseren Prophylaxe-Therapeuten ein Paß ausgestellt.

Impfpflicht

Eine Impfpflicht besteht nur bei Gelbfieber und Cholera.

Gelbfieber: *Sahelländer, tropisches Afrika und Senegal.* Ferner, wenn Sie aus mit Gelbfieber infizierten Gebieten in die folgenden Länder einreisen wollen:

Andenstaaten, Australien, Bhutan, Burma, China, Fidschi-Inseln, Haiti, Indien, Indonesien, Karibik, Kleinasien, Madagaskar, Malediven, Mauritius, Mittelamerika, Nepal, Nordkorea, Nordafrika, Pakistan, Papua-Neuguinea, Paraguay, Persischer Golf, Philippinen, Rußland, Seychellen, Singapur, Sri Lanka, Südafrika, Südostasien, Syrien, Uruguay, Venezuela.

Menschen mit **Hühnereiweiß-allergie** dürfen nicht gegen Gelbfieber geimpft werden – sie erhalten vom Tropeninstitut eine Freistellung.

Cholera: Wenn Sie aus mit Cholera infizierten Gebieten in die folgenden Länder einreisen: *Sahelländer, tropisches Afrika, Madagaskar, Indien und Pakistan.*

Impfschäden

Es gibt eine Meldepflicht für Impfschäden und zwar bereits beim Verdacht auf einen Impfschaden. Den Antrag erhalten Sie auf Anfrage beim *Paul-Ehrlich-Institut, Bundesamt für Sera und Impfstoffe, Paul-Ehrlich-Str. 51-59, 63207 Langen, Tel. 06103 77-0.*

Wenn nachweislich ein Impfschaden vorliegt, so stehen Ihnen auch Versorgungsbezüge zu. Für die Meldung eines Impfschadens gibt es keine Verjährungsfrist. Sie können den Schaden auch noch nach Jahren anmelden! Melden Sie ihn bei dem für Ihr Bundesland zuständigen Versorgungsamt:

www.versorgungsaemter.de

Informationen auch beim *Schutzverband für Impfgeschädigte e.V., Jasminweg 2, 27801 Dötlingen, Tel. 04433-918315 oder 02391-10626, www.impfschutzverband.de*

Homöopathische Prophylaxe

Es ist immer das Bestreben hochentwickelter wissenschaftlicher Heilweisen gewesen, durch die Anwendung der Naturgesetze, Körper, Geist und Seele gesund zu erhalten und nicht zu warten, bis die Krankheit ausbricht. In vielen alten Kulturen hatte die Gesundheitserhaltung Vorrang vor der Behandlung von Krankheiten, so auch in Indien, wo das Gesundheitswesen den Königen oblag. Das Gesundheitssystem wurde von einem Gesundheitsminister überwacht, der aus den Rängen der besten Ärzte gewählt wurde. Die Ärzte erhielten vom Staat ihren Lebensunterhalt. Sie sollten auf diese Weise von allen finanziellen Sorgen entlastet sein, so daß sie sich ganz der Forschung, Entwicklung und Gesundheitserhaltung der Bürger widmen konnten. Um dies durchzuführen, wurde eine Reihe von Disziplinen entwickelt.

So kann z.B. durch Atemtechniken die Lebenskraft in unserem Körper gesteigert werden. Die Lebenskraft, auch Atem, Prana oder Chi genannt, schützt vor allen negativen Einflüssen. Eine Grundform, in die die Lebenskraft fließt, ist der Wille.

Ist er bewußt mit positiver Lebensenergie genährt, dient der Wille einzig dem eigenen Wohl und dem Wohl der anderen. Wenn die Energie auf ein bestimmtes Ziel ausgerichtet ist und mit der spezifischen schützenden Energie genährt ist, dann kann sie nicht negativ beeinflußt werden.

Der moderne Mensch ist durch seine degenerierte Lebensweise auf die meisten bedrohlichen, krankmachenden Situationen nicht vorbereitet. Daher braucht er einen spezifischen Schutz vor Krankheiten, mit denen er auf Reisen konfrontiert werden könnte und vor denen er sich unsicher fühlt oder Angst hat.

Diese Unsicherheit kann auf verschiedenen Faktoren beruhen:

1. Bestimmte Energiebereiche, z. B. der *Wille*, sind nicht gut entwickelt, was zu einer *Instabilität des Immunsystems* führt.

2. Das Immunsystem hat zwar eine gewisse Stabilität, es fehlt aber an *Flexibilität* und *Reaktionsschnelligkeit*.

3. Das Immunsystem ist stabil und reaktionsschnell, aber der Mensch läßt sich durch die Umwelt *Angst* einflößen.

Wer sich vor einer bestimmten Krankheit fürchtet oder unsicher fühlt, hat bereits ein gewisses Energiefeld dieser Krankheit in sich erzeugt. Je nach Belastung und Beeinflußbarkeit kann diese Energie soweit zunehmen, bis sie sich schließlich in Form der Krankheit materialisiert.

Die **homöopathische Nosode** entspricht der selbsterzeugten Krankheitsschwingung am ehesten, da sie den Prototyp der Krankheit vertritt. Erst wenn die Krankheit ausgebrochen ist, nimmt sie die individuelle Charakteristik der Betroffenen an. Aus diesem Grund bieten die Nosoden für ein Individuum den höchsten Schutz vor Krankheiten, was sich durch die Praxis bestätigt hat.

Nosoden werden aus den Bakterien oder Viren der Krankheiten hergestellt. Der Vorgang des Verdünnens und der Potenzierung entfernt alles Materielle und holt die Heilenergie immer feiner heraus.

Sogar ein geschädigtes Immunsystem kann noch angeregt werden, einen gewissen spezifischen Schutz schnell zu entwickeln.

Schon etwa ein Jahrzehnt nach der Entdeckung des homöopathischen Heilprinzips erkannte *Hahnemann* seine wunderbaren Schutzmöglichkeiten vor Krankheiten. Zum erstenmal wandte er die homöopathische Prophylaxe mit Hilfe von BELLADONNA bei den Scharlachepidemien an. Diese Art der Krankheitsvorbeugung praktizierte er mit gutem Erfolg auch bei Grippe- und Typhusepidemien. Als im Jahre 1831 die Cholera großflächig nach Deutschland einrückte, empfahl er Kampfer (CAMPHORA) und später Kupfer (CUPRUM METALLICUM) als Schutz vor der Cholera. Auch arbeitete er einen spezifischen Plan zur Behandlung von Cholera aus.

Hahnemann und die Cholera-prophylaxe

Die homöopathischen Behandlungserfolge nach diesem Plan wurden legendär und verhalfen der Homöopathie zu großem Ansehen; der Neid auf Hahnemann wuchs jedoch noch mehr.

Bei den späteren Choleraepidemien, aber auch bei anderen Infektionskrankheiten erwies sich die von Hahnemann empfohlene Schutzmethode immer als sehr erfolgreich. Durch die Entwicklung der krankheitsspezifischen homöopathischen Mittel, den Nosoden, sind die Schutzmöglichkeiten noch einen Schritt vorangekommen. Es ist nur zu gut bekannt, daß die Angst genau das an sich zieht, wovor man Angst hat. Dieses Phänomen ist durch das Naturgesetz „Ähnliches zieht das Ähnliche an“ bedingt.

Durchführung der Prophylaxe

Zunächst ein Wort zu den üblichen Impfungen. Wer sie sich verabreichen läßt, geht das Risiko einer Schwächung seines Immunsystems ein. Jeder Impfstoff bewirkt ein Trauma für den Organismus, das so groß sein kann, daß er sich davon nicht mehr erholt. Der Impfschadensexperte Dr. Buchwald hat wissenschaftlich belegen können, daß die Impfungen nicht wirklich schützen (siehe *„HR 4 Homöopathische Prophylaxe“* Seite 156: 1).

Anders verhält es sich bei Prophylaxen mit den homöopathischen Mitteln. Man beugt mit potenzierten Arzneimitteln vor, die sich seit über 200 Jahren bewährt haben *(s. a. HR 16 – Mensch und Tier).*

Homöopathische Mittel geben nur dann Schutz vor Krankheiten, wenn Sie die obigen Vorschriftsmaßnahmen streng einhalten.

Wenn Sie verschiedene Prophylaxen durchführen müssen, ist ein Mindestabstand von zwei Wochen erforderlich, notfalls genügt eine Woche.

Sie können die Prophylaxe frühzeitig durchführen, da sie gut sechs Monate anhält. Eine letzte Prophylaxe sollte zehn Tage vor der Abreise durchgeführt werden. Drängt die Zeit, dann machen Sie nur die notwendigsten Prophylaxen. Notfalls können Sie die Nosoden in verkürzten Abständen, die Sie selbst oder mit Ihrem Prophylaxe-Berater bestimmen, auch kurz vor der Abreise oder im Land selbst einnehmen. Dafür müssen Sie aber ganz vital und gesund sein und die anderen Voraussetzungen einhalten.

Bitte teilen Sie uns Ihre Erfahrungen mit der homöopathischen Prophylaxe mit:
www.lage-roy.de

Die Doppelgabe

Die Prophylaxe wird mit einer Doppelgabe der 200. Potenz des jeweiligen Mittels vorgenommen. (2 x 3 Globuli, Kleinkinder 2 x 1 Globuli)

Sie nehmen eine Gabe des Mittels und wiederholen die zweite Gabe innerhalb von fünf Minuten.

Die einmalige Doppelgabe schützt mindestens sechs Monate.

Kontraindikationen bei der homöopathischen Prophylaxe

Alle homöopathischen Prophylaxen werden nicht injiziert, sondern über den Mund eingenommen. Die Mittel nimmt man morgens nüchtern. Den Mund nur mit klarem Wasser ausspülen und dann das Mittel nehmen. Anschließend sollten Sie mindestens eine halbe Stunde mit dem Zähneputzen mit Zahnpasta und mit dem Frühstück warten.

Die Prophylaxe dürfen Sie nur bei bester Gesundheit machen, frei von akuten Erkrankungen; auch nicht, wenn Sie nach großen körperlichen oder geistigen Anstrengungen müde, kaputt und zerschlagen sind. Ferner sollten Sie am Tag vorher nicht zu viel Alkohol konsumiert oder zu üppig gegessen haben. Auch der unmittelbare Genuß von Kaffee, Knoblauch, Zwiebeln und ähnlich stark anregenden Genußmitteln kann die Wirkung sehr beeinträchtigen.

Wie sicher ist die homöopathische Prophylaxe?

Es gibt keine Prophylaxe vor ansteckenden Krankheiten, die für alle Menschen gleichermaßen eine hundertprozentige Sicherheit bieten kann. Die Störfaktoren können im Menschen, im Mittel, in den Umständen vor, während und nach der Mitteleinnahme etc. liegen. Auch psychische und körperliche Belastungen, die unter Umständen schon einige Tage zurückliegen, können Auswirkungen haben. Drogen können die Wirkung des homöopathischen Schutzes total blockieren. Eine gesunde Lebensweise ist die Basis für eine gute Abwehrlage gegen alle Arten von Krankheiten.

Das homöopathische Prophylaxemittel kann nur so weit den Körper spezifisch anregen, Abwehrkräfte zu bilden, als der Körper gesunde Reaktionsfähigkeiten besitzt.

HOMÖOPATHISCHER PROPHYLAXEPLAN
zur Vorbeugung gegen
Gelbfieber, Malaria, Typhus und Hepatitis

Wochen vor Abfahrt	*Dosis*	*Hom. Prophylaxe-Mittel*
7	Doppelgabe	GELBFIEBER NOSODE C 200
5	Doppelgabe	MALARIA OFFICINALIS C 200
3	Doppelgabe	TYPHINUM C 200
1	Doppelgabe	HEPATITIS A NOSODE oder HEPATITIS B NOSODE, jeweils C 200

GELBFIEBER

Vorkommen, Übertragung

Gelbfieber ist eine Viruserkrankung der tropischen Gebiete Afrikas und Südamerikas und wird durch die Stechmücke Aedes aegypti übertragen. Das Gelbfiebervirus vermehrt sich nur bei höheren Lufttemperaturen. (s. S. 138f., Schutz vor Mücken).

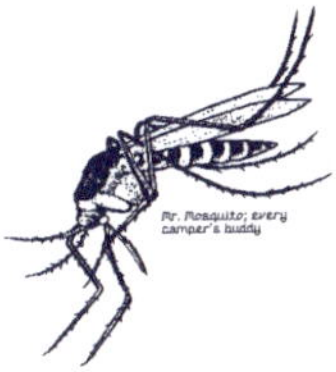

Verlauf

Die Krankheit beginnt mit plötzlichem Fieberanstieg auf 39–41°C nach einer Inkubationszeit von drei bis sechs Tagen. Sie verläuft in sehr milden bis zu heftigsten Variationen.

Die Allgemeinsymptome sind Kopf- und Gliederschmerzen, Rötung und Schwellung des Gesichts, Bindehautentzündung (Konjunktivitis), Übelkeit, Druckschmerz im Oberbauch und galliges Erbrechen. Nach zwei bis vier Tagen mit hohem Fieber fällt die Temperatur ab. In milden Fällen, besonders bei Kindern, ist damit die Krankheit überwunden.

Komplikationen

Bei ungünstigem Verlauf beginnt jetzt erst die eigentliche Gelbsucht in der zweiten Krankheitswoche mit einem erneuten Fieberanstieg, Leberschwellung und Nierenbeteiligung. Durch toxische Gefäßschäden kommt es zu Bluterbrechen, Darmblutungen oder Blut im Urin. Leber-, Nieren- und Kreislaufversagen können letztendlich zum Tode führen.

Differentialdiagnose

Zu differenzieren ist die Krankheit von Malaria, Typhus, Hepatitis epidemica, Dengue-Fieber und Arsenvergiftung.

Ausleitung der Gelbfieberimpfung

Ist für die Einreise in ein Land die Gelbfieberimpfung vorgeschrieben, können sich Menschen mit einer Hühnereiweißallergie vom Tropeninstitut von der Impfung freistellen lassen. Nach einer Impfung, kann eine Ausleitung mit je einer Gabe

- GELBFIEBER NOSODE C 200 erfolgen. Nach Bedarf kann das Mittel 2–3mal oder öfer wiederholt werden.

Gelbfieber Prophylaxe

Eine Doppelgabe der GELBFIEBER NOSODE C oder D 200 schützt mindestens sechs Monate.

Allgemeiner Schutz

Der regelmäßige Verzehr von Limonen (Zitronen), auch als stark verdünntes Getränk, soll Gelbfieber vorbeugen. Ist die Krankheit ausgebrochen, wird sie dadurch abgemildert.

Ernährung und Pflege bei Gelbfieber

Wie bei allen schweren Krankheiten ist auch hier von der Aufnahme jeglicher fester Nahrung Abstand zu nehmen. Absolutes Fasten ist also für eine schnelle Genesung bei Kindern und kräftigen Erwachsenen unerläßlich. Geschwächte und ältere Menschen sollten mit Suppen, Säften und Obst gefüttert werden. Anfänglich können nur Wasser oder sehr verdünnte Säfte aus Zitronen, Orangen, Grapefruit oder Ananas verabreicht werden. Nach dem Fiebertag sind diese Säfte besonders wichtig. Die schweißbedeckte Haut kann ein- bis zweimal täglich mit kühlen, feuchten und mit Zitronensaft beträufelten Tüchern abgetupft werden. Dies wird als sehr angenehm und hilfreich empfunden. In der Genesungsphase kann statt Zitrone auch Rosenwasser, Rosenöl oder Jasminöl verwendet werden.

Diät

Durch das richtige homöopathische Mittel kommt es zu keinem toxischen Stadium, ausser bei sehr geschwächten Menschen (Tbc, Aids etc.). In solchen Fällen kann das Finden des Similimums (die homöopathische Bezeichnung für das am meisten harmonisierende Mittel) erschwert werden. Es braucht mehr Zeit und Spürsinn, doch Fleiß und Geduld zahlen sich aus.

In der Genesung sind neben den oben erwähnten auch andere saftige Obstsorten wichtig, wie z.B. Mangos oder Papayas. Nach und nach können Gemüsesuppen gegessen werden. Noch später dann Getreide in kleinen Mengen (Quinoa, Reis, Haferflocken, Hirse, Amaranth u.a.). Zwei bis drei Wochen lang ist leichte Kost zu empfehlen, denn auch noch in der Genesung kann der Körper die einfachsten Nahrungsmittel schlecht vertragen.

Fleischessern empfehlen wir, als erstes Fleischbrühe mit viel Gemüse zu essen, später kann der Suppe Reis oder anderes Getreide beigefügt werden. Käse und Milch sollten anfangs gemieden werden. Griechischer Käse (Feta, mit reichlich Milchsäure) ist gut, wenn ihn Ihr Körper verlangt. Zwieback, Butter und Sahne können in der Genesungszeit hinzugefügt werden.

Behandlung
Die erste und zweite Phase von Gelbfieber sind sehr verschieden und genauso ist die Therapie. In der ersten Phase kann sich der Körper von allein oder mit der Hilfe eines homöopathischen Mittels erholen. Wir konzentrieren uns hier auf die Behandlung des ersten Stadiums, um das gefährliche zweite Stadium abzuwenden.

Arzneimittel wie ACONIT und BELLADONNA sind in dieser noch nicht toxischen Phase heilsam. Die Folgebehandlung von Gelbfieber ist von größter Wichtigkeit, weil die zweite Phase oft unbemerkt beginnt, vor allem bei Menschen mit einem geschwächten Immunsystem. Die Behandlung gehört in die Hände eines erfahrenen Homöopathen. Wir haben für alle Fälle zu jedem Anfangsmittel die Folgemittel angegeben.

Manchmal ist es notwendig, jede Stunde das Mittel zu wiederholen, bis die gerade beschriebene Reaktion einsetzt. Sobald der Patient ruhiger wird und einschläft, muß sofort abgesetzt werden. Sehr oft wacht der Patient am nächsten Morgen mit dem Gefühl auf, vom Gelbfieber befreit zu sein.

ACONIT als Anfangsmittel

Das Froststadium ist genau abgegrenzt, heftig und kurz. Hohes Fieber folgt schnell. Die Heftigkeit und Plötzlichkeit ist kennzeichnend. Unruhe, Angst (vor dem Tod), heiße, trockene Haut und voller, fester Puls. Großer Durst auf große Mengen Kaltes. Wenn der Kranke aufgesetzt wird (z.B. zum Trinken), wird das rote Gesicht ganz blaß. Man muß den Kranken halten, sonst fällt er kurz in Ohnmacht.

- Die Verabreichung einer Gabe ACONIT C 200 bringt den Kranken zur Ruhe, zum Schlafen und nach einer Weile mit reichlichem Schweiß zum Fieberabfall.

Folgemittel von Aconit

Nach dem Fieberrückgang durch ACONIT behandeln Sie homöopathisch weiter, um mögliche Rückfälle zu verhindern.

- SULFUR: Bei noch vorhandener Schwäche, einer gewissen Apathie und Appetitlosigkeit geben Sie SULFUR C 200 zweimal täglich, bis die Kräfte und der Appetit zurückkehren. Oft ist eine Gabe ausreichend.
- BRYONIA: Dieses Mittel in der C 200 geben Sie alle sechs Stunden, wenn Bewegungsunlust besteht. Anschließend folgt Sulfur. Wenn eine Gabe keine sehr deutliche Wirkung zeigt, wiederholen Sie 1–2x täglich, bis sich der Erfolg einstellt.
- GELBFIEBER NOSODE (Ochropyrium): Besteht kein Grund, SULFUR oder BRYONIA zu geben, dann verabreichen Sie täglich eine Gabe GELBFIEBER NOSODE C 200 bis zur völligen Genesung.

BELLADONNA als Anfangsmittel

Der Blutandrang zum Kopf ist stark. Die Augen sind blutunterlaufen und die Pupillen meist vergrößert. Das Gesicht ist rot bis bläulich-rot; große Erregung; Delirium tritt bald ein, Krämpfe drohen. Starker, klopfender, berstender Kopfschmerz besteht. Der Körper ist brennend heiß, die Extremitäten, vor allem die Füße, sind kühl.

Rotes Gesicht, Hitze - aber kalte Füße, klopfender Kopfschmerz, Delirium

- BELLADONNA C 200 wird alle 1–2 Stunden, bis die Krise vorbei ist, verabreicht.

Folgemittel von Belladonna

Nach dem Fieberrückgang kommen CALCIUM und SULFUR in Frage.

- CALCIUM CARBONICUM
  Wenn der Kranke sehr blaß bleibt. Er friert und ist durstlos. Die Pupillen sind immer noch vergrößert.
  Dosierung: Meist eine Gabe C 200. Ein deutliches Zeichen, daß eine Gabe genügt: wenn der Durst innerhalb kurzer Zeit zurückkehrt (eventuell schon nach ein paar Minuten). Ansonsten zweimal täglich wiederholen, bis zur völligen Genesung.
- SULFUR
  Dem Kranken ist eher warm, zumindest friert er nicht, siehe auch S. 50.
  Dosierung: Zweimal tägl. bis zur völligen Genesung C 200.
- GELBFIEBER NOSODE
  Die Nosode wird verabreicht, wenn weder CALCIUM noch SULFUR in Frage kommen.
  Dosierung: Einmal tägl. eine Gabe C 200 bis zur völligen Genesung.

BRYONIA als Anfangsmittel

Die allgemeinen Symptome, wie bei der Typhusbehandlung beschrieben, führen zu BRYONIA. Der Kranke ist schwach, hat große Schmerzen, die Augen sind geschlossen. Er

beschwert sich und verlangt gelegentlich nach einem Glas Wasser, das er in einem Zug leert.
Dosierung: je nach Intensität alle 2–6 Std. eine Gabe.

Folgemittel von Bryonia

Nach dem Fieberrückgang folgt meistens

- SULFUR C 200, einmal täglich eine Gabe.

IPECACUANHA als Anfangsmittel

Übelkeit Erbrechen

Deutliche Entkräftung. Übelkeit, die durch nichts gebessert werden kann, durch Brechen erfolgt sogar noch Verschlechterung. Kalte Extremitäten. Erschwerte Atmung. Blasses Gesicht. Die Zunge ist in der Regel sauber. Meist besteht Durstlosigkeit.
Dosierung: je nach Intensität alle 2–4 Std. eine Gabe IPECACUANHA C 200.

Folgemittel von Ipecacuanha

- SULFUR ist ein wichtiges Abrundungsmittel und folgt auf IPECACUANHA, außer es besteht ein Zerschlagenheitsgefühl. In diesem Fall geben Sie erst
- ARNICA, bevor Sie die Behandlung mit SULFUR abrunden (s. auch unter Typhusbehandlung).

Dosierung: ARNICA und SULFUR: jeweils zweimal täglich eine Gabe.

LACHESIS als Anfangsmittel

toxische Symptome, Angst, links liegen unmöglich, gelber Schweiß

LACHESIS kommt zur Anwendung, wenn sich von Anfang an toxische Symptome zeigen. In der Regel ist das erste Stadium frei davon. Angst ums Herz. Kann nicht auf der linken Seite liegen. Schweiß verfärbt sich gelb. Augen und Haut gelblich. Puls unregelmäßig und schwach. Delirium mit Geschwätzigkeit. Sodbrennen mit saurem Aufstoßen. Fühlt sich frischer und wohler (sonst so müde) nach Nahrungsaufnahme, vor allem nach Obst.
Dosierung: C 200, alle 4–6 Std. eine Gabe.

LACHESIS braucht in der Regel kein Folgemittel, außer wenn deutliche Symptome vorhanden sind, die ein anderes Mittel verlangen. Ist der Patient schwach und appetitlos und fühlt sich mehr oder weniger warm, ist SULFUR angezeigt. Die GELBFIEBER NOSODE wird gegeben, wenn sich die Genesung ganz allgemein verzögert.

Folgemittel von Lachesis

NUX VOMICA als Anfangsmittel

Stetiges Frieren ist das Leitsymptom für NUX VOMICA. Auch im Hitzestadium friert der Patient sehr, schon durch das geringste Abdecken. Er will sich unter der Decke nicht bewegen, weil er dadurch wiederum friert. Gesicht rot (im Froststadium blaß), oft eine Seite rot, die andere blaß. Durst ist vorhanden, aber der Kranke will nicht trinken. Depressive, apathische Stimmung.

Dosierung: C 200, alle 2–4 Std. eine Gabe.

Folgemittel von Nux vomica

- Auf NUX VOMICA folgt SULFUR. Zweimal täglich eine Gabe.

PULSATILLA als Anfangsmittel

Froststadium deutlich, jedoch nicht lange. Durch Frischluftzufuhr hört es sofort auf. Brennende Hitze, Durstlosigkeit, der Durst kommt meist am nächsten oder übernächsten Nachmittag und dann nur auf kleine Mengen Kaltes, besonders Limonade. Gesicht im Froststadium und anfänglich im Hitzestadium blaß. Eine Gesichtsrötung ist in der Regel einseitig.

Dosierung: C 200, alle 2–4 Std. eine Gabe. Danach folgt Sulfur.

Folgemittel von Pulsatilla

- SULFUR C 200, zweimal tägl. eine Gabe

Der Einsatz der GELBFIEBER NOSODE

Wenn die Folgemittel nicht eindeutig angezeigt sind oder keine deutliche Besserung innerhalb von 1–3 Tagen vollbringen, sollten Sie die GELBFIEBER NOSODE einsetzen.

Dosierung: C 200, einmal tägl. eine Gabe.

MALARIA

Aus schulmedizinischer Sicht gibt es keinen sicheren Schutz vor Malaria. Auch besteht momentan keine Hoffnung auf eine Verbesserung der Lage, da sich die Pharmaindustrie von der Entwicklung eines Malariaimpfstoffes zurückgezogen hat. Auch die starken Nebenwirkungen der Medikamente (Chloroquin in *Resorchin*, Mefloquin in *Lariam*, Proguanil in *Paludrine* etc.) haben sich immer klarer herausgestellt. Deswegen gibt es *Fansidar* seit dem 1.1.1993 nicht mehr auf dem Markt. Jedoch wird es auf Wunsch abgegeben.
Tropeninstitute empfehlen die unterschiedlichsten Schutz- und Behandlungsmaßnahmen, manche wegen Nebenwirkungen nur noch Moskitonetze. Viele Reiseausstatter bieten fast nur noch mit Insektiziden imprägnierte Moskitonetze oder sogar Kleidung an. Die Insekten sterben, sobald sie den Stoff berühren; der Reisende atmet die ganze Nacht diese Nervengifte ein.

Malaria ist „außer Kontrolle" geraten. Die bisherigen Maßnahmen haben der Umwelt und den Menschen nur geschadet.

Die MOORFEE ESSENZ kann vor Mückenstichen schützen und Schwellungen und Juckreiz lindern.

Der Krieg mit Insektiziden und Repellents gegen die Anophelesmücke hat sich als gefährlicher Fehlschlag erwiesen: Die Mücken sind vielfach resistent geworden. Herkömmliche Insekten abwehrende Sprays (Repellents) enthalten großteils DEET, einen Wirkstoff, der die Nerven schädigen kann. Tropenreisende, die starke Medikamente einnehmen oder Repellents verwenden, tragen mit dazu bei, daß der Malariaerreger immer aggressiver wird und die Eingeborenen viel stärker als früher gefährdet. Wer gegen die Naturgesetze arbeitet, erzeugt Probleme und richtet Schäden an, deren Auswirkungen nicht abschätzbar sind.

Das Malaria-Schutz-Projekt

Homöopathie schafft Hoffnung

Die Homöopathie schenkt Hoffnung und bietet uns ausgezeichnete Schutz- und Heilmöglichkeiten, die sich aufgrund ihres überragenden Erfolgs und ihrer guten Verträglichkeit immer mehr durchsetzen. Sie stärkt gleichzeitig den Organismus, anstatt das Immunsystem durch Nebenwirkungen zu schwächen. In den letzten fünf Jahren hat die SURYA-Gesellschaft zur Verbreitung der Homöopathie e.V. in Afrika exzellente Ergebnisse beim Schutz und der Behandlung von Malaria bei etwa 6000 afrikanischen Kindern erzielen können. Die Krankheitsrate konnte von 51% auf 4,6% reduziert werden. Das bedeutet eine Erfolgsrate von über 500%.

Malaria – Krankheitsbeschreibung

Inkubation

Der Zeitraum zwischen Moskitostich und ersten Krankheitserscheinungen beträgt:

bei der Tertiana etwa 14 Tage (6-27 Tage),
bei der Quartana 23-42 Tage und
bei der Tropica 8-12 Tage (4-14 Tage).

Es kommen jedoch auch bei Tertianastämmen sehr lange Inkubationszeiten vor, bei Mischformen von Malaria 6–12 Monate oder länger.

begünstigende Faktoren

Der erste Fieberanfall wird sowohl bei der Ersterkrankung als auch später bei den Rezidiven häufig durch eine äußere Ursache ausgelöst, etwa durch Verwundung, größere körperliche Anstrengung, Blutverlust oder durch Auftreten einer anderen Krankheit.

Verlauf

Die ***Malaria tertiana*** beginnt meist mit einem 2-8 tägigen Initialstadium, in dem der

Kranke über Mattigkeit sowie Kopf- und Gliederschmerzen klagt. Die Temperatur schwankt zwischen 37° und 39° C. Im Blut sind noch keine Plasmodien zu finden oder allenfalls vereinzelte Ringe. Erst nach einigen Tagen tritt der erste Schüttelfrost auf. Der Kranke fühlt sich kühl an, sieht blaß aus, hat eine Gänsehaut und kriecht unter die Bettdecke. Oft zittert er so heftig, daß das ganze Bett wackelt, die Zähne klappern und er erbrechen muß. Der Puls wird klein und häufig. Innerhalb von ein bis zwei Stunden steigt die Temperatur auf 39° bis 41°C. Das Frieren hört auf, die Haut wird rot und heiß. Das Fieber hält etwa zwei bis vier Stunden an und fällt dann unter starkem Schweißausbruch wieder zur Norm ab. Die Gesamtdauer des Anfalls beträgt meist sechs bis acht Stunden. Der Kranke fühlt sich danach etwas müde, ansonsten aber wohl. Nach 48 Stunden wiederholt sich die Fieberattacke, welche gewöhnlich um die Mittagszeit beginnt. Es gibt jedoch auch Anfälle, die jeweils immer früher oder später auftreten. Sehr oft geht mit der Malaria auch ein Herpes der Lippen einher.

3tägiger Fieberrhythmus, Schüttelfrost, kurzes, hohes Fieber

Fieberabfall mit Schweißausbruch

Milztumor

Die Milz vergrößert sich nach einigen Anfällen und wird härter. Dieser Milztumor kann viele Monate nach Abheilen der Malaria noch bestehen bleiben.

Anämie

Durch die häufigen Anfälle kommt es zunehmend zu Anämie mit gelblicher Hautfarbe und dunklem Urin. Die Magensäure verringert sich, und die Speisen liegen lange im Magen. Bei längerer Dauer entsteht ein starker Kräfteverlust mit vollkommener Auszehrung. Die Fieberanfälle wiederholen sich 2-20mal, werden zuletzt schwächer und bleiben schließlich ganz aus. Damit kann die Malaria abgeheilt sein, oder es kann auch nach wenigen Wochen eine neue Anfallserie (2–6 Anfälle), sogenannte Frührückfälle, vorkommen. So

Frührückfälle nach wenigen Wochen

können sich mehrere Serien von Anfällen im Abstand von einigen Wochen wiederholen, bis sie allmählich schwächer werden und ganz aufhören.

Spätrückfälle bis zu 2 Jahren

Ein Spätrückfall kann ebenfalls nach einem halben Jahr bis zu zwei Jahren (ohne das Initialstadium) in Form einer Serie von Anfällen vorkommen.

4tägiger Fieberzyklus

Das ***Quartanafieber*** ist die seltenste Form der Malaria. Sie beginnt mit einem uncharakteristischen Prodromalfieber über einige Tage, und dann entsteht der viertägige Zyklus. Zu Beginn sind die Anfälle oft weniger heftig, so daß kaum Schüttelfrost vorhanden ist, dann werden sie aber viel heftiger als bei der Tertiana. Das Fieber beträgt meist 41°C mit bis zu zwei Stunden dauerndem Schüttelfrost. Der Schweißausbruch ist kurz, aber sehr stark. Schon die erste Fieberattacke dauert lange; 20, 30 und mehr Anfälle sind nicht selten. Häufig treten Rückfälle auf, in seltenen Fällen bis zu 30 Jahre später.

Rückfälle noch nach Jahren

Tropica: 1tägiger Fieberzyklus

Die ***Malaria tropica*** oder ***perniciosa*** verläuft wesentlich anders. Anfangsfieber ist vorhanden. Die eigentlichen Fieberanfälle dauern etwa 24 Stunden. Fieberanstieg und -abfall erfolgen langsamer, Frost und Schweiß sind geringer. Das Intervall beträgt meist nur einen halben Tag oder weniger, oder der nächste Anfall setzt ein, ehe der vorhergehende aufgehört hat. Die Krankheit kann unregelmäßig intermittieren oder kontinuierlich werden. Es kommt zu schweren Versorgungsstörungen von Gehirn, Herz, Leber, Milz usw.

Die häufigste Form der Tropica ist die *komatöse* oder *zerebrale Malaria*. Gleich mit dem ersten Fieber wird der Kranke benommen oder gerät ins Delirium. Es treten epilepsieartige Krämpfe, halbseitige Lähmung, tiefes Koma oder starke Meningitis mit heftigen Kopfschmerzen ein. Die ganz schweren Fälle können sogar ohne Fieber in wenigen Stunden zum Tode führen.

Dies passiert nur bei einem geschwächten Immunsystem, z.B. durch toxische Medikamente, Impfungen, Tuberkulose, Syphilis, langanhaltendem Durchfall u.ä.

Fieberkontinua, Durchfall

Nicht selten ist die *typhöse Form* mit anhaltender Temperaturerhöhung (Fieberkontinua), Benommenheit und auch Durchfällen, die manchmal sogar durch Blut- und Schleimbeimengungen ruhr- oder cholera-ähnlich sein können. Das Herz ist oft beteiligt, teils toxisch, teils durch Thrombose der kleinen Gefäße. Es finden sich dann Bilder der Herzmuskelentzündung und der Koronarinsuffizienz: massive Herzerweiterung, Rhythmusstörungen, Kreislaufinsuffizienz.

Die Milz schwillt nur langsam an und kann so weich bleiben, daß sie kaum zu tasten ist. Bei längerer Dauer kommen aber auch starke Vergrößerungen vor, die durch grobe Bewegungen zum Milzriß führen können. Auch die Leber wird recht groß; nicht selten entwickelt sich eine Gelbsucht.

Dauer

Das unregelmäßige Fieber dauert bis zu drei Wochen. Nach Intervallen von 10-60 Tagen können sich die Fieberanfälle bis zu zehnmal wiederholen, sie werden aber erheblich leichter und meist kürzer. Spätere Rückfälle gibt es nicht.

Spätschäden

Außer den schweren Formen von Anämie und Abmagerung gibt es nur bei der *Malaria tropica* Spätschäden, die das Gehirn oder Herz betreffen.

Differentialdiagnose

Malaria kann mit Sonnenstich, Hitzschlag, Typhus, Tbc, in den Tropen auch mit Rückfallfieber, Kala Azar und Gelbfieber verwechselt werden.

Prophylaxe

Malaria
Prophylaxe

1.a) **MALARIA OFFICINALIS** hat sich seit vielen Jahren als eine sehr zuverlässige Prophylaxe vor Malaria bewährt. Es ist das ursprüngliche Mittel, aber keine Nosode, sondern Sumpfmaterial, wird aber in der Homöopathie im übertragenen Sinn als eine „Nosode vegetabilis" betrachtet. Es wurde vor über 100 Jahren als Schutz vor Malaria in die Homöopathie eingeführt. Die Autoren haben mit diesem Mittel die besten Erfolge erzielt.
Der Vollständigkeit halber erwähnen wir auch Malaria Nosoden, die aus dem Erreger hergestellt werden:

b) **MALARIA TROPICA** ist eine Schutz-Nosode, die speziell die Krankheitsform Malaria tropica abdeckt.

c) **MALARIA CO** wird aus den vier verschiedenen Malaria-Erregern der Gattung Plasmodium hergestellt: P. falciparum (M. tropica), P. vivax und P. ovale (beide M. tertiana), P. malariae (M. quartana).
Erhältlich von Ainsworth, London.

- Eine Doppelgabe MALARIA OFFICINALIS in der C 200 wirkt etwa fünf bis sechs Monate.

Erfahrungen mit der Malariaprophylaxe finden Sie im Schlußwort auf Seite 153.

Schutz im Reiseland und für chronisch Malariakranke

2. **CHININUM SULFURICUM** D 3 stellt nach nach Prof. Dr. David Schweitzer eine zuverlässige Prophylaxe im Lande selbst dar, wenn die Infektionsgefahr groß ist oder schon eine Infektion besteht. Es schützt auch vor der zerebralen Malaria-Form *(Malaria tropica).*
Dosierung: D 3, 3 x täglich 5 Tropfen auf etwas Wasser für 2–4 Wochen.

/2 Glob.

Allgemeiner Schutz vor Malaria, Gelbsucht und Hepatitis

3. NATRIUM MURIATICUM C 200
1x täglich bis 2x wöchentlich, fördert die Anpassung an die tropische Hitze, unterstützt die Leber und fördert den Durst. Es schützt unspezifisch vor Malaria, Gelbsucht und Hepatitis.

Schützt die Darmflora

4. OKOUBAKA baut einen unspezifischen Schutz vor infektiösen Darmerkrankungen auf.
Dosierung: D 1–6, 2 x täglich 5 Tropfen.

Verwenden Sie höhere Potenzen bis zu D6, wenn Sie sich gesundheitsbewußt ernähren und eine dementsprechend gute Kondition haben. Andernfalls nehmen Sie niedrige Potenzen bis zur D 1. Beginnen Sie sechs Wochen vor Ihrer Abreise und führen Sie die Kur während Ihrer Reise fort.

5. MÜCKENSCHUTZ (siehe auch Kapitel XIII Insekten S. 138ff.)

Malaria-Schnelltest

Ein Malaria-Schnelltest ist in Apotheken erhältlich. Hierbei wird ein Blutstropfen auf eine Testkarte aufgetragen und ermöglicht sowohl eine zuverlässige und schnelle Selbstdiagnose auf Reisen als auch eine abschliessende Diagnostik bei Tropenrückkehrern.

Diät

leichte Kost in fieberfreier Phase

Bekommen Sie Malaria, dann sollten Sie nur in der fieberfreien Phase etwas leichte Kost zu sich nehmen: Reis mit Gemüse, flüssig gekocht mit Salz, Kräutern und etwas Joghurt verfeinert. Während des Malariaanfalles (Frost und Fieber) nur trinken. Reines Wasser ist das Beste. Wenn Sie etwas Warmes trinken wollen, dann eignet sich Brennesseltee.

Tips der Einheimischen gegen Malaria

- In Westafrika wird das gelbe Holz des Ibojabaumes zusammen mit den Blättern und Wurzeln des Papayabaumes gekocht und als Tee getrunken.
- Die weiße Innenschale von Pampelmusen kauen.
- Sie können Mangrovensümpfe und ähnliche Aufenthaltsorte von Malariamücken bis 15 Uhr unbeschadet aufsuchen, da die Mücken erst am späten Nachmittag ausfliegen.
- Wenn Sie sich in dieser Risikozeit in einem Malariagebiet aufhalten, machen Sie ein rauchendes Feuer.
- Die Anophelesmücken sind etwas größer als die Fruchtfliegen. Sie haben gekreuzte Flügel und können sich nicht gegen den Wind halten. Sie stechen nur bei Windstille.
- Tragen Sie möglichst helle, langärmelige Kleidung in Pastelltönen.
- In bestimmten Gebieten reiben sich die Einheimischen mit Asche ein.
- In der Regel erkranken nur die Einheimischen, die der westlichen sogenannten „Zivilisation" nacheifern und nicht mehr in der alten Tradition leben.

Behandlung von Malaria

Homöopathische Behandlung

Die Behandlung sollte möglichst von einem Homöopathen durchgeführt werden.

Die *Malaria-Nosoden* spielen bei der Behandlung von Malaria eine wichtige Rolle und können in verschiedenen Weisen benutzt werden:

Wenn kein Mittel zu passen scheint

- MALARIA OFFICINALIS C 200 wird eingesetzt, wenn kein Mittel bei der Situation zu passen scheint oder wenn frühere Mittel nicht die gewünschte Wirkung erzielt haben. Es kann den Menschen heilen oder den Weg für eine schnellere Heilung vorbereiten.

Unklare Fälle

- MALARIA TROPICA C 200 wird eingesetzt, wenn der Fall unklar ist, wie das bei der Malaria tropica der Fall ist. Dann kann sogar MALARIA OFFICINALIS C 200 hilfreich sein.
  Dosierung: C 200 2x täglich, in extremen Fällen 4x täglich oder sogar alle 2 Stunden, bis die gewünschte Wirkung erzielt ist.

Es ist weise, nach der Heilung für 1–2 Wochen MALARIA OFFICINALIS C 200 weiter zu nehmen. Kräftige, vitale Menschen brauchen es nur eine Woche.

Weitere wichtige Mittel

- **ACONIT**

Im Anfangsstadium bei jungen Menschen

Schwindel beim Aufsitzen

Angst und Unruhe

Dieses Mittel kommt vor allem im Anfangsstadium vor, bzw. wenn der Kranke noch kräftig ist, also am häufigsten bei jungen Leuten. Das Schwindelgefühl ist beim Aufsitzen vorhanden. Angst und Furcht stehen im Vordergrund, und es herrscht große Unruhe. Es besteht im Hitzestadium großer Durst auf reichliche Mengen Wasser. Alle anderen Getränke schmecken bitter.

Die fieberfreie Phase ist nicht ganz klar zu definieren. Der Patient ist appetitlos und sehr besorgt um sich. Große Schwäche und Erschöpfung erfolgen durch geringste geistige oder körperliche Anstrengung. Der Schlaf ist unruhig und durch Träume gestört, der Puls voll, hart und häufig. Die Stadien sind scharf abgegrenzt.

Dosierung: ACONIT C 200, alle 1–2 Stunden. Gewöhnlich genügen wenige Dosen.

SULFUR folgt ACONIT, besonders wenn einige der oben erwähnten Symptome in der fieberfreien Phase anhalten. **Folgemittel**
Dosierung: täglich 1–2 Gaben SULFUR C 200 für 3-7 Tage.

- **ARSENICUM ALBUM**

Der Patient leidet unter Entkräftung, großer Erschöpfung, allgemeinen Ängsten und Furcht vor dem Tod. Die Zunge ist rissig und trocken, ebenso sind Mund und Hals ausgetrocknet. Er hat Durst auf Kaltes, was jedoch Übelkeit und Erbrechen auslöst. Durchfall zeigt sich in Form von spärlichen, dunklen, wäßrigen und übelriechenden Stühlen mit unwillkürlichem, krampfhaftem Stuhldrang. *Große Schwäche*

Die Haut ist mit kaltem Schweiß und blauen Flecken bedeckt. Am Anfang herrscht grosse Unruhe. Die Verschlimmerung um Mitternacht ist wichtig. Besserung erfolgt durch Wärme und warme Getränke. *Kalter Schweiß* *Blaue Flecken* *< 24 Uhr* *> Wärme*

Die Haut ist allgemein bläulich-dunkel, das Gesicht eingefallen. BAPTISIA hat ein bläuliches, aufgedunsenes Gesicht, jedoch nicht so ödematös. ARSEN neigt zur trockenen Gangränbildung. Es besteht unwillkürlicher Abgang von Harn und Stuhl sowie brennende Schmerzen im Magen mit starker Übelkeit. Ein Hauptsymptom bei ARSEN ist viel Hitze. Der Patient ist im Delirium aktiv im Gegensatz zu BAPTISIA, wo der Kranke eher passiv ist und nur das tut, was man ihm sagt. ARSEN möchte jedoch seinen Willen durchsetzen und ist leicht reizbar. Der Kranke sieht im Delirium Ungeziefer und Räuber. *Viel Hitze*

ARSENICUM ist sehr wichtig bei Malaria, sogar bei den bösartigen Formen und späteren Stadien.

Dosierung: C 200 alle 2 Stunden (in Extremfällen alle halbe Stunde) bis eine spürbare Besserung stattfindet, dann weniger häufig.

Folgemittel Erst SULFUR geben und dann eine der MALARIA NOSODEN.

• **ARNICA MONTANA**

Gefühl, auf einem harten Brett zu liegen

Dieses Mittel kommt häufig bei Malaria vor. Das Leitsymptom ist das „Gefühl, auf einem harten Brett zu liegen", wobei sich der Körper wund und verletzt anfühlt. Der Patient stöhnt und bittet um Erleichterung, da er zu sterben glaubt. Er ist sehr erschöpft. Es bildet sich Fäulnis im Darm. Er leidet unter ständigem Aufstoßen mit einem Geschmack nach faulen Eiern. Er ekelt sich vor dem Essen, besonders vor Milch, Brühe und Fleisch. Der Bauch schmerzt, und auch im Magen bestehen drückende, schneidende Schmerzen, begleitet von Übelkeit und Erbrechen. Es tritt eher Obstipation als Durchfall auf. Bei Durchfall geht vor allem am Anfang schwarzes Wasser mit Stücken von blutigem, schleimigem Stuhl ab. Der Durst ist hauptsächlich vor dem Froststadium sehr groß.

Sehr erschöpft

Ekel vor dem Essen

Blutig-schleimiger Stuhl

Der ARNICA-Typ ist nicht sehr höflich, sondern eher weggetreten, dumpf, wie im Koma. Man meint, er sei betrunken. Wenn er aus diesem Zustand mit Fragen herausgeholt wird, dann kann er sehr unhöflich werden, gibt keine richtige Antwort und beschwert sich nur, wie schlecht es ihm geht. Er kann vergessen, was er sagen wollte, bringt jedoch seinen Satz zu Ende, bevor er wieder in tiefen Schlaf fällt.

Wie betrunken

Unhöflich

Dies ist zu unterscheiden von BAPTISIA und HYOSCYAMUS.

Dosierung: C 200 alle 2–4 Std. eine Gabe.

• **BAPTISIA TINCTORIA**

Das benommene, dumpfe, aufgedunsene Aussehen steht im Vordergrund. Das Gesicht ist dunkel wie betrunken oder betäubt. Der Kranke ist geistig verwirrt und der Meinung,

Wie betrunken

er sei überall im Bett verstreut, versucht die Einzelteile aufzusammeln und glaubt, die Teile würden miteinander reden. Seine Antworten sind zusammenhanglos wie betrunken. Er scheint die Fragen zu verstehen, gibt sich die Mühe zu antworten, fällt aber mittendrin in den Schlaf bzw. Stupor zurück.

Großer Stupor

Das Delirium (passiv) besteht vor allem nachts, wobei das Fieber nicht sehr hoch ist. Der Puls ist schwach und wegdrückbar. Die Körperfunktionen sind verlangsamt, und die Haut ist manchmal kalt.

Es besteht ein fauliger Geschmack und Mundgeruch. BAPTISIA hat selten Durst, und wenn, dann auf große Mengen Kaltes. Er verlangt nicht nach etwas zu trinken, aber wenn es ihm gereicht wird, dann trinkt er viel und fällt wieder in seinen Stupor.
Dosierung: C 200 alle 2–4 Std. eine Gabe.

• **HYOSCYAMUS**

Dieses Mittel ist zu unterscheiden von BAPTISIA. Das Gesicht ist eingefallen, die Zunge ist dunkel, fast schwarz, trocken, steif, und der Kranke kann sie nicht herausstrecken. Die Lippen sind trocken und blutig. Er leidet unter häufigen Delirien. Im Bett rutscht er ständig herunter, zupft an der Bettdecke und an seinen Fingern. Wenn der Kranke aus dem Stupor herausgeholt wird, kann er Fragen richtig beanworten, fällt jedoch dann sofort wieder zurück in den Schlaf. Die Schleimhaut ist nur leicht entzündet und löst sich später ab oder wird gangränös. Es gehen unwillkürlich Harn und Stuhl ab.

Zupft an der Bettdecke

Dosierung: C 200 alle 2–4 Std. eine Gabe.

• **MURIATICUM ACIDUM**

Der Kranke leidet unter großer Entkräftung, begleitet von Durst auf Saures und Wein. Im Stadium der Bewußtlosigkeit stöhnt er viel

Zunge: sauber, trocken, rot, später verschrumpelt

und ist unruhig, wobei der Unterkiefer manchmal nach unten fällt. Anfangs ist die Zunge sauber, trocken, rot (jedoch nicht leuchtend rot wie bei LACHESIS und KALIUM BICHROMICUM) oder manchmal bläulich, später verschrumpelt und trocken wie Leder. Die Stühle sind dunkel und breiig mit Blutungen im Darm. Der Harn geht unwillkürlich ab. Bewegung verschafft dem Patienten weder Besserung noch Verschlechterung.
Dosierung: C 200 alle 2–4 Std. eine Gabe.

- **BRYONIA**

Zunge: trocken, braun

Stuhl: trocken, verbrannt

< Bewegung
< 21–24 Uhr

Bei diesem Mittel ist die Zunge trocken und braun; der Kranke hat einen faulen, bitteren Geschmack im Mund. Er leidet unter Verstopfung mit trockenen, verbrannten Stühlen und aufgeblähtem Bauch. Besonders nachts kommt Nasenbluten vor. Oft zeigt sich ein trockener Husten, vor allem an der rechten Lungenseite. Fieber und Delirium verschlechtern sich zwischen 21–24 Uhr, dann möchte er nach Hause, auch wenn er bereits daheim ist.
Dosierung: C 200 alle 2–6 Std. eine Gabe.

- **RHUS TOXICODENDRON**

Zunge trocken

Stuhl morgens rot, schaumig, wäßrig

Große Unruhe

RHUS-T. friert sehr stark. Er hat das Gefühl, als ob kaltes Wasser über ihn geschüttet wird oder in seinen Gefäßen fließt. Er leidet unter andauerndem Fieber ohne Schweißbildung. Die Zunge ist trocken, und er hat großen Durst auf kleine Mengen Kaltes sowie einen trockenen Husten. Die Stühle sind morgens rot, schaumig und wäßrig. Er ist sehr erschöpft und unruhig und kann weder tagsüber noch nachts schlafen. Auf den Zähnen bilden sich schleimige Beläge.

Anfänglich tritt oft Urticaria beim RHUS-TOX-Zustand auf.
Dosierung: C 200 alle 2–6 Std. eine Gabe.

• **GELSEMIUM**

Der Patient nimmt ein schweres, sinkendes Gefühl mit lähmungsartiger Schwäche wahr. Er ist durstlos und hat leuchtende Augen, wobei die Pupillen kontrahiert sind. Es kommt jedoch auch ein blasses Gesicht mit erweiterten Pupillen vor. Der Kranke ist sehr geschwätzig, redet im Schlaf und hat Todesangst. Er ist erschöpft und müde, aber kann kaum schlafen (OPIUM, COFFEA). Das Symptom „Schlaflosigkeit" ist sehr wichtig. Die Zunge zittert und ist gelb belegt. Die Schmerzen verlaufen vom Rücken hoch zum Kopf und zu den Schultern. Es kommen Hirnhautkomplikationen mit Steifigkeit und Kontraktion der Lendenmuskeln vor.

Große Schwäche, wie gelähmt

Kleine Pupillen

Geschwätzig

Schlaflos

Dosierung: C 200 alle 2–6 Std. eine Gabe.

• **LYCOPUS VIRGINICUS**

Der Patient sieht wächsern aus und fühlt sich kalt an. Der Puls ist sehr langsam, jedoch voll und leicht tastbar, weich und abdrückbar. Der Kranke erscheint wie dumm und antwortet nicht. Sein Gesicht ist gelblich, aufgedunsen und ausdruckslos, wie auch die Augen, die ohne jeden Ausdruck herausstechen. Das Fieber ist nicht hoch. Er meint beim Schlucken zu ersticken. Die Venen sind voll. Er leidet unter Darmblutungen.

Dümmlicher Ausdruck, antwortet nicht

Dosierung: C 200 alle 2–8 Std. eine Gabe.

• **NATRIUM SULFURICUM**

NATRIUM hat gelben Durchfall mit grünem Schleim und Blähungen. Die Zunge ist grün, grau-grün, dreckig oder mit einem dicken, gelben Pelz belegt. Er fühlt sich schon seit längerer Zeit krank, was sich auch durch einen schlechten oder bitteren Mundgeschmack äußern kann. Der Schlaf ist unerquicklich. Der Patient erbricht Galle und Schleim und hat keinen Appetit. Er leidet unter Schmerzen im

Grünliche Zunge

schlechter Mundgeschmack

Erbrechen von Galle

Hinterkopf, und alle Knochen tun ihm weh. Das Fieber kommt in einer kontinuierlichen Form vor mit gelegentlichem Frieren.
Dosierung: C 200 alle 2–6 Std. eine Gabe.

- **IPECACUANHA**

Durstlos mit Übelkeit nach Chininmißbrauch

Der Kranke ist durstlos mit ständiger Übelkeit, wobei er grünen, zähen, fadenziehenden Schleim erbricht. Die Zunge ist sauber und glatt mit roter Spitze. Er hat einen bitteren Geschmack im Mund. Der Rücken schmerzt ihn. Es ist ein wichtiges Mittel für den Mißbrauch von Chinin bei den obigen Symptomen.
Dosierung: C 200 alle 2–4 Std. eine Gabe.

- **OPIUM**

Reichlicher Schweiß, Hitze, rotes Gesicht

Bei OPIUM sind drei Symptome sehr wichtig. Der Kranke zeigt besonders im Schlaf reichlich Schweiß am Kopf und im Gesicht. Ihm ist sehr heiß, der ganze Körper brennt, auch wenn er schwitzt. Das Gesicht ist meist rot (blasse Farbe auch möglich), er möchte sich abdecken und eine kühle Stelle finden. Er schläft mit offenem Mund, sehr tief wie betäubt und schnarcht.
Dosierung: C 200 alle 2–4 Std. eine Gabe.

TYPHUS

engl.: typhoid (fever); franz.: fièvre typhoide

Typhus ist die häufigste fieberhafte Erkrankung in einem heißen Klima. Wenn ein Tropenreisender mit Fieber nach Hause kommt, denkt der erfahrene Tropenmediziner als erstes an Typhus oder Malaria.

Gesundes Magenmilieu schützt vor Krankheiten

Ein gesundes Magenmilieu schützt uns vor Krankheiten, vor allem vor Salmonellen. Zu wenig Magensäure, z.B. durch regelmäßige Einnahme von Antacida, bewirkt eine größere Krankheitsanfälligkeit.

Antacida machen anfällig

Erreger

Der Erreger *Salmonella typhosa* der Salmonellagruppe (es gibt 20 verschiedene) führt im menschlichen Organismus zu Unterleibstyphus, welcher mit Benommenheit, rosarotem punktförmigen Ausschlag, Milztumor, Darmgeschwüren und einem meist typischen Fieberverlauf mit Umnebelung der Sinne einhergeht.

Dies führte zu dem Namen der Krankheit Typhos (= Rauch, Nebel). Früher hat man Typhus und Fleckfieber schwer voneinander trennen können. In der englischen und französischen Sprache heißt Typhus „Fleckfieber".

Inkubation

Die Inkubationszeit beträgt gewöhnlich 10 bis 14 Tage, in Ausnahmefällen aber auch nur drei Tage oder sogar ein paar Monate. Kennzeichnend für die Krankheit ist, daß der Patient den genauen Zeitpunkt (Tag) des Krankheitsbeginns nicht festlegen kann. Die erste Zeit verläuft symptomlos, dann beginnt die Krankheit langsam mit Fieberanstieg, Mattigkeit, Unwohlsein, Kopfschmerzen, Benommenheit, Stimmungsschwankungen sowie häufigem Nasenbluten.

Unspezifischer Beginn

Typhus kann abortiv, d.h. abgekürzt verlaufen. Nach dem ersten Stadium erfolgt schnelle Besserung.

Verlauf

Es gibt drei Stadien von Typhus:

1. *Stadium incrementi:* langsame Entwicklung des Fiebers (Dauer eine Woche)
2. *Stadium acmes* oder *fastigii:* hohes Fieber, Benommenheit, Milzschwellung, Typhusroseolen (Dauer 7 Tage bis 4 Wochen)
3. *Stadium decrementi:* Entfieberung (Dauer eine Woche).

Der klassische Typhus dauert 21 Tage. Die Krankheit kann aber, gerade in heutiger Zeit aufgrund der unterdrückenden Medizin und extremen Impferei, ganz anders ablaufen. Meist dauert dann das 1. Stadium bis zu zwei Wochen. Das Fieberstadium kann entweder ganz kurz andauern oder sich bis zu drei Monaten hinauszögern.

Treppenförmiger Fieberanstieg

Das Fieber steigt treppenförmig (morgens etwas weniger als am Abend) innerhalb von fünf bis acht Tagen auf 40-41°C. Das hohe Fieber hält sich etwa eine Woche lang, wobei kaum noch Schwankungen vorkommen. Fieberanstieg mit Schüttelfrost ist die Ausnahme. Am Anfang besteht meist leichtes Frösteln.

Roseolen kennzeichnen Typhus

In der zweiten Woche nimmt die Apathie stetig zu, und eine starke Benommenheit ist die Regel. Die Milz ist erst weich angeschwollen und fühlt sich später derb an. Etwa ab dem 10. Tag sieht man die typischen Roseolen am Rumpf (kleine rote Punkte).

Zackenförmiger Fieberabfall

Fieber morgens niedriger als abends

In der dritten Woche nimmt das Fieber zakkenförmig ab, wobei die Temperatur abends ein bis zwei Grad höher ist als morgens, bis sie in der vierten Woche am Morgen deutlich unter die Norm fällt. Die Benommenheit erreicht ihren Höhepunkt in der dritten Woche. Es setzt meist ein breiiger Durchfall ein, wobei die Gefahr des Durchbruches von Darmgeschwüren und Blutungen besteht.

Durchfall ist kein gutes Zeichen

Nach dem Fieberrückgang, vor allem in der vierten Woche, kann ein beträchtlicher allgemeiner Verfall des Patienten eintreten.

Dies ist nicht nur eine Folge der schweren Krankheit, sondern auch der mangelnden Assimilation (Aufnahmefähigkeit von Nahrung). Darum ist die richtige Ernährung in Verbindung mit der homöopathischen Behandlung unerläßlich.

Komplikationen

Als mögliche Komplikationen kommen Lungenentzündung, Abszesse und durch Thrombosen bedingte neue Fieberanstiege in Frage. Rezidive (Rückfälle) sind zu befürchten. Aus diesem Grund ist auf größte Sorgfalt bei der Behandlung zu achten. In der Genesungsphase fallen den meisten Kranken die Haare oft bis zur Glatze aus, was kein Grund zur Beunruhigung ist, denn sie kommen nach einigen Wochen bis Monaten wieder. Es gab auch den Brauch, den Kopf kahl zu rasieren.

Typhus
Prophylaxe

Eine Doppelgabe TYPHINUM C oder D 200 bietet Schutz über sechs Monate.

Ernährung bei Typhus

Nur nach Bedürfnis trinken

In den ersten Tagen sollte nach Bedarf nur warmes oder kaltes Wasser zu trinken gegeben werden. Auch wenn der Patient drei Tage lang kaum oder gar nichts trinkt, sollte ihm nichts aufgezwungen, sondern lediglich nach seinen Wünschen gefragt werden. Tees, Säfte, Suppen usw. sollten nicht angeboten werden. Die Krankheit kann sonst in ihrer Entwicklung verzögert oder sogar verschleiert werden.

Wenn Sie das Similimum (das spezifische homöopathische Mittel) finden, besteht die Möglichkeit, Typhus innerhalb einer Woche zu heilen, dabei wird totales Fasten vorausgesetzt.

Nach der Heilung von Typhus läßt man den gesunden Appetit und Durst sich entwickeln. Als erstes geben Sie dem Genesenden frisches, saftiges Obst oder frische, unverdünnte Obstsäfte, sofern er diese verlangt. Anfangs bitte

Vorsicht mit Rohkost

keine frischen Gemüsesäfte und Rohkost geben, da diese Darm und Leber zu sehr belasten. Flüssige Gemüsesuppen aus wasserhaltigen Sorten (Zucchini, Kürbis) sind dagegen sehr wohltuend. Nur mit wenig Salz würzen und mit etwas Olivenöl oder anderem Öl bzw. Butter beträufeln.

Bis zu mehreren Wochen sollten Milch, Milchprodukte und Sahne vermieden werden. Die einzige Ausnahme bildet Joghurt, welcher anfänglich je nach Bedarf mit Wasser verdünnt wird und sehr heilsam wirken kann.

Obst am Morgen sowie zwei warme Mahlzeiten tagsüber sind zu empfehlen. Wenn Sie nach ein paar Tagen den Suppen Getreide hinzufügen, verwenden Sie am besten Reis, Rollgerste und später Hafer (-flocken). Sollte der Genesende danach verlangen, können auch Kartoffeln oder Nudeln der Suppe beigefügt werden.

Fragen Sie den Genesenden stets nach seinen Wünschen, denn er spürt, was sein Körper verlangt.

Erst nach etwa einer Woche, wenn die Genesung gut fortgeschritten ist, sollten langsam andere Nahrungsmittel eingebaut werden. Meiden Sie aber anfänglich blähende Zutaten. Rohes Gemüse muß bis zur völligen Genesung vom Speiseplan gestrichen werden!

Keine Rohkost

Leichte Süßspeisen sind erlaubt, wie mit Wasser zubereitete Puddings, Grießbrei ohne Milch oder Sahne, mit etwas Salz, Rohrzucker und Butter gewürzt, oder gedünstetes bzw. im Ofen gebackenes Obst u.a.

Schreitet die Krankheit doch fort, und es kommt zu Geschwüren und Durchfall, dann sind ab der zweiten Woche Schleimsuppen erforderlich. Ganz dünne Kürbis- oder Zucchinisuppen können auch in Frage kommen. Kompott und Sirupsäfte (sehr verdünnt) sind notwendig. Hier ist der weiße Zucker empfeh-

Bei Durchfall Schleimsuppen

lenswert. In Indien gibt es den landeseigenen Zucker (Bura genannt), welcher leicht gelblich oder rötlich aussieht.

Kalte oder warme Abwaschungen bzw. Anwendungen am ganzen Körper sollten erst nach vollständigem Abklingen des Fiebers vorgenommen werden, außer der Patient verlangt es ausdrücklich.

Homöopathische
Behandlung

Die **Behandlung von Typhus** erfordert sehr große Geduld. In den ersten Tagen, in denen sich die Krankheit entwickelt, läßt man den Kranken in Ruhe. In dieser Zeit werden keine therapeutischen Maßnahmen vorgenommen, weil sich das spezifische, individuelle Krankheitsbild erst nach drei bis sechs Tagen zeigt. Die Individualität ist die Basis des Lebens und der homöopathischen Behandlung sowie der zu erfolgenden Maßnahmen zur Heilung des Kranken. Es ist daher unerläßlich, dieses individuelle Krankheitsbild durch genaue Beobachtung und Fragestellung zu erkennen.

Abwarten, bis sich das genaue Krankheitsbild zeigt

Nach etwa drei Tagen ist das Similimum, d.h. das passende Mittel, das den Zustand richtig ausdrückt, klar. Die Wirkung ist dann schnell und deutlich. Die Benommenheit läßt zuerst nach, das Allgemeinbefinden bessert sich, und das Fieber fällt. Ein Folgemittel, um den Fall abzurunden, ist meist nicht notwendig. Ein Rückfall kommt nur bei unvernünftigem Verhalten und Nichtbeachten der Maßnahmen vor.

Das passende Mittel in der C 200 alle vier bis sechs Stunden wiederholen, bis das morgendliche Fieber weg ist.

Nachstehend erfolgt eine Symptomenauflistung der fünf häufigsten Mittel bei Typhus, die am Anfang, aber auch im zweiten Stadium, vorkommen können. Daneben gibt es noch eine Reihe anderer Mittel, die seltener, in späteren Stadien oder bei Komplikationen vorkommen. Zögern Sie den Behandlungsbeginn nicht zu lange hinaus, bis die Krankheit sich voll entwickelt hat (1–2 Wochen). Normalerweise sollte man so lange warten, bis alle Symptome vorhanden sind, d.h. die Krankheit ihren Höhepunkt erreicht hat. Jedoch ist der Typhus eine Ausnahme, da das Krankheitsbild oft sehr lange braucht, bis es sich voll entwickelt. Wertvolle Zeit ginge dadurch für die Behandlung verloren. Sobald im ersten Stadium das Mittel deutlich wird, soll es verabreicht werden. Ab diesem Zeitpunkt bleibt der Zustand über mehrere Tage in etwa gleich.

Die Behandlung der späteren Stadien von Typhus und seiner Komplikationen kann viele verschiedene Mittel erfordern; deswegen sollte man versuchen, einen Homöopathen zu finden. Wir warten, bis sich das Bild des homöopathischen Similimums klar und deutlich zeigt.

Das Similimum stoppt die Krankheit immer sofort und heilt sie entweder aus oder bereitet den Weg für die Heilung vor.

- *Dosierung:* Das richtige Mittel sollte in der 200sten Potenz alle 4–6 Stunden wiederholt werden, bis die Morgentemperatur deutlich unter den normalen Wert fällt.

Folgemittel

- Wenn dies nicht geschieht und alles normal verläuft, dann folgen SULFUR oder TYPHINUM.

- **ARSENICUM ALBUM**

Große Schwäche, Unruhe und Angst

Großer Durst

Von Anfang an ist ARSEN schwer krank und sehr geschwächt; große Entkräftung; große Unruhe; große Angst, nicht geheilt zu werden, zu sterben; großer Durst auf kleine Mengen, häufiges Trinken kalter oder warmer Getränke (meist kalt) – anfänglich oft auf große Mengen; Kaltes kann sofort erbrochen werden, Warmes wird länger behalten; Lippen, Zähne und Zahnfleisch mit Schleim bedeckt; vor dem Stuhlgang große Unruhe, hinterher große Erschöpfung; Stühle sehr faulig, stinkend; Stühle grünlich, wäßrig, herausspritzend; Zunge rissig, trocken, steif; dunkelbräunlich, vor allem in der Mitte oder meist anfänglich gelbweiß; schlimmer nachts, besonders nach Mitternacht bis 3–4 Uhr, dann am unruhigsten und erschöpft; die Abmagerung ist rasch, vor allem im Gesicht (hippokratischer Ausdruck, hohläugig).

Zunge rissig, trocken, steif

Abmagerung

- **BRYONIA**

< Bewegung

Unlust, sich zu bewegen; der Kranke liegt stundenlang bewegungslos in einer Position, ohne einmal zu zucken. Umdrehen mit großem Wehklagen. Alles tut weh. Die einzige Erleichterung ist, sich nicht zu bewegen. In der entsprechenden Phase ist er verstopft und die Nieren sind nicht sehr aktiv, deswegen gibt es keinen Grund für ihn, sich den Schmerzen durch die Bewegung auszusetzen. Durst nach ein bis zwei Tagen auf sehr große Mengen Kaltes, seltener Warmes. Stunden vergehen, bis er wieder etwas verlangt. Langsamere Entwicklung der Krankheit als bei anderen Mitteln. Verstopfung ist die Regel. Alle Schleimhäute sind sehr trocken. Die Zunge ist wie trockenes Leder, mehr in der Mitte braun oder anfänglich eher gelb. Nasenbluten gegen Morgen, meist im Schlaf. Der Kranke möchte in seinem Delirium nach Hause, um seinen Beschäftigungen nachzugehen (Kind - Spielen, Schulkind - Schule, Erwachsener - Arbeit).

Durst auf große Mengen

Langsamer Verlauf

Zunge: trocken, gelb, braun

Will nach Hause

- **RHUS TOXICODENDRON**

Steifigkeit

Trockene, brennende Hitze, Nasenbluten und Steifheit des Nackens. Die Glieder,

Unruhe

besonders die Gelenke, schmerzen und machen den Kranken meist nachts sehr unruhig. Er kann keine bequeme Position finden und wälzt sich hin und her, obwohl große Müdigkeit besteht. Auch das Kissen ist unbequem und hart und das Liegen schmerzt. Durst besteht auf kleine Mengen Kaltes, wobei dies Frieren auslösen kann. Zunge: die typische RHUS-T.-Zunge hat an der Zungenspitze ein rotes Dreieck. Der Zungengrund ist dick gelb-weiß belegt. Beides zusammen zu finden ist ein Glücksfall für den Therapeuten. Nehmen Sie die Symptome, die Ihnen von der Natur angeboten werden. Auch eine einseitig belegte Zunge ist ein sicheres RHUS-T.-Zeichen.

Zunge: Spitze rot, hinten gelb belegt, einseitig belegt

- **BAPTISIA**

Große Müdigkeit

Wie betrunken

Fühlt sich doppelt

Von Anfang an große Entkräftung und Benommenheit. Der Kranke ist „so müde", lustlos und gleichgültig. Das Gesicht ist rot, wie bei einem Betrunkenen. Die Zunge ist stark belegt bis braun-gelb mit leuchtenden Rändern, der Durchfall sehr übelriechend. Im Delirium hat der Kranke das Gefühl, doppelt zu sein, oder als ob seine Glieder überall liegen, und er sie sucht.

- **ARNICA**

Muskel-schmerzen

Bett zu hart

Zunge: brauner Mittelstreifen

Wundliegen

Die Muskeln schmerzen sehr (wie beim Muskelkater); auch das weichste Bett fühlt sich hart an. Deshalb sucht er immer wieder geduldig eine neue Position. Der Atem ist so übelriechend, daß einem schlecht werden kann. Die Zunge hat einen braunen Streifen in der Mitte. Die Seiten sind meist weißlich. Neigung zum Wundliegen, die Seite, auf der der Kranke liegt, verfärbt sich. Große Schwäche, tiefe Benommenheit bis zu Stupor. Beantwortet Fragen jedoch ganz deutlich, um danach gleich wieder in die Benommenheit zu fallen. Auf die Frage, wie es ihm geht, antwortet er: „Mir fehlt nichts!", „Gut!" oder ähnlich abweisend.

Abweisende Antworten

- **TYPHINUM (Typhus Nosode)**

Wenn kein Mittel paßt

Wenn keines der fünf Mittel paßt und kein Homöopath zu finden ist, dann wenden Sie die TYPHUS NOSODE an (auf englisch TYPHOIDINUM) und beachten Sie die allgemeinen Maßnahmen gewissenhaft. Sie wird die Beschwerden auf jeden Fall lindern, die Heilung könnte aber länger dauern als bei einer optimalen homöopathischen Therapie. Trotzdem ist sie besser als jede unterdrückende Behandlung, wonach Sie monatelang gesundheitlich beeinträchtigt sein können. Sie werden in den Tropen mit Chloramphenicol behandelt, welches das rote Knochenmark angreift und zu schweren Blutschädigungen führt.
TYPHINUM ist sehr hilfreich, wenn der Fall durch zu viele Mittel und Medikamente verschleiert ist, und man nicht herausfinden kann, was im Körper des Patienten vor sich geht.
Auch im zweiten und dritten Stadium ist die Nosode gut einsetzbar, wenn gravierende Symptome auftreten.
Dosierung: C 200, 2–3 Gaben täglich.

HEPATITIS A UND B

Die gelbe Verfärbung von Haut und Skleren (Gelbsucht) ist nur ein Symptom der Hepatitis (Leberentzündung) und kann viele andere Ursachen haben, z.B. Spulwürmer, Gelbfieber, Malaria, allgemeine Septikämie, Phosphorvergiftung, Schlangengifte, Gehirnverletzung bzw. -krankheit, akute Atrophie der Leber, Gallenstau, Gallensteine, emotionale Gründe.

Bei der Hepatitis epidemica (Virus A) verläuft der Beginn akuter, bei der Serumhepatitis (Virus B) ist der Verlauf durchschnittlich etwas schwerer. Ansonsten ist das Krankheitsbild gleich (S.156, *Kinder mit Homöopathie behandeln*).

Hepatitis A

Hepatitis A - Inkubationszeit 15-40 Tage.

Ansteckung durch Schmierinfektion, selten Ansteckung durch Blut oder Serum, vor und nach der Geburt

Hepatitis B

Hepatitis B - Inkubationszeit 40-160 Tage.

Ansteckung durch Blut, Blutaustausch, unsterile Spritzen, Geschlechtsverkehr

Verlauf

- ***Prodromalstadium*** (2 Tage bis 3 Wochen) Meistens ziemlich schneller Fieberanstieg auf etwa 39°C mit Frösteln, selten Schüttelfrost, Kopfschmerzen, Übelkeit, manchmal Erbrechen, meistens Durchfall, seltener Verstopfung und Blähungen, auch grippeähnliche Symptome, diffuse Bauchschmerzen, Appetitlosigkeit; Widerwillen gegen Alkohol, Nikotin, gebratene und fette Speisen; Juckreiz und gelegentlich Hautausschlag. Leber und Milz können in diesem Stadium etwas vergrößert und derb sein. Recht häufig finden sich Gelenk- und Muskelschmerzen, die sogar ganz im Vordergrund stehen können. Diese lassen an Gelenkrheuma (Polyarthritis rheumatica) denken.

Das Fieber verschwindet oft schon nach ein bis zwei Tagen. Gelegentlich tritt ein zweiter Fieberanstieg für ein oder zwei Tage auf. Bei 10-20 % der Fälle fehlt jeglicher Fieberanstieg. Bei sporadischen Fällen (keine Epidemie) fehlt in der Regel das Anfangsfieber. Man denkt an eine Magenverstimmung.

Kein Fieber

Verstimmter Magen

Bei manchen Epidemien überwiegen Fälle, die ohne Gelbsucht verlaufen (anikterisch). Sie werden dann leicht als „Grippe" diagnostiziert und nicht richtig behandelt. Bei ca. 50 % aller Fälle kommt es gar nicht zum Ikterus. Deswegen sollte uns eine starke Abneigung gegen Fett hellhörig machen.

Abneigung gegen Fett

Am Ende des Prodromalstadiums fühlen sich manche Kranke schon wieder gesund und sind der Meinung, die „Grippe" oder den „Darmkatarrh" überstanden zu haben. Nun beginnt aber das

- ***Ikterische oder Vollstadium*** (2-8 Wochen)

Zunächst werden die Skleren gelb bis gelbgrün. Ein Jucken der Haut kann nachts eintreten. In manchen Fällen blaßt der Ikterus nach wenigen Tagen ab.

Die Leber bleibt vergrößert, was in 20-30 % der Fälle auch für die Milz zutrifft. Bei etwa 25 % der Fälle kommt es zur Bradykardie. Der Urin ist durch die Gallenfarbstoffe dunkelbraun mit intensiv gelbem Schüttelschaum.

Vergrößerte Leber

Urin bierfarben

Die Stühle sind hell, lehmfarben, aber selten und nur für wenige Tage grau. Während dieses Stadiums ist die Harnmenge vermindert.

Stühle lehmfarben

- ***Postikterisches Stadium*** (4 Wochen)

Es wird eingeleitet durch eine plötzlich eintretende Harnausscheidung. Der Ikterus blaßt ab. Der Appetit kehrt zurück. Der Stuhl färbt sich dunkler (Urobilinogen), der Harn heller. Eine gewisse Fettintoleranz bleibt meist zurück.

Vorsicht vor Rezidiven!!

Die gefährlichste Zeit ist am Ende des 2. Stadiums und am Anfang des 3. Stadiums. Der Kranke fühlt sich oft schon so wohl, daß er die Anweisungen des Behandlers nicht befolgt. Er möchte wieder normal essen und leben. Die Gefahr eines Rückfalls wird dadurch erhöht. Im Falle eines Rezidivs tritt der Ikterus wieder vermehrt auf. Die Leber wird derber, und das Allgemeinbefinden verschlechtert sich. Der Rückfall dauert meistens länger als die erste Krankheit (drei bis sechs Monate und mehr). Auch Monate nach der Ausheilung können noch Rezidive auftreten.

Komplikationen:
Chronische Hepatitis (5%), Leberzirrhose (5%), akute gelbe Atrophie.

Verlaufsformen

1. *Abortive Form*
   Einige Tage anhaltender Ikterus mit geringen Beschwerden.
2. *Symptomloser Verlauf*
   Besonders bei Kindern. Nachweis durch pathologische Laborwerte (bes. GPT und GOT). Ein fehlender Ikterus bedeutet nicht, daß der Verlauf leicht ist.
3. *Maligne Verlaufsart*
   Stärkerwerden des Ikterus und steigende Leberwerte - Foetor hepaticus (Mundgeruch nach Leber), einhergehend mit Muskelzuckungen und zunehmender Bewußtseinstrübung, welche im Coma hepaticum endet. Diese Form tritt besonders bei älteren Patienten auf, vor allem bei der Serumhepatitis.
4. *Cholestatische Form*
   Verschlußzeichen der Gallengänge: stärkerer Juckreiz, Vertiefung des Ikterus, Verschwinden des Urobilinogens aus dem Harn, Anstieg der alkalischen Serumphosphatase und des Cholesterins.

Folgen

Es kann zu einem Posthepatitissyndrom kommen, das sich rein aus der Angst entwikkelt, dabei ist aber organisch alles in Ordnung. Es äußert sich durch Müdigkeit, Schlaflosigkeit, Verdauungsstörungen und Fettintoleranz.

Selten: posthepatische Hyperbilirubinäsie mit Attacken von Subikterus und einer Vermehrung des indirekten Bilirubins im Blut aber ohne Bilirubin im Urin und ohne Störung der Leberfunktion.

Hepatitis A
Prophylaxe

Gewöhnlich genügt für Touristen ein Schutz gegen die Hepatitis A.

- HEPATITIS A NOSODE C 200, eine Doppelgabe. Sie wirkt ca. sechs Monate.

Hepatitis B
Prophylaxe

Für Menschen, die in Kontakt mit Hepatitis-B infiziertem Blut oder Serum kommen könnten (Krankenschwestern, Ärzte usw.), ist eine zusätzliche Prophylaxe empfehlenswert:

- HEPATITIS B NOSODE C 200, eine Doppelgabe. Diese beiden können auch zusammen genommen werden.

Ernährung und Pflege bei Hepatitis

Bettruhe und Diät sind dringend angezeigt. Am Anfang sollte je nach Intensität und besonders bei Fieber völlig gefastet bzw. eine leichte Diät eingehalten werden. Solange der Ikterus vorhanden ist, sollte auf stärkehaltige Nahrungsmittel und Fett, Fleisch, Eier und Milch, vollständig verzichtet werden.

Wertvoll sind: Obst, insbesondere saures und süß-saures Obst, wäßriges Gemüse (z.B. Zucchini, Kürbis, Papaya usw.); später auch Magerjoghurt (natur). Reife Papayas, roh als Obst verzehrt sowie unreif, als Gemüse flüssig gekocht und mit Reis gegessen, sind sehr wichtig bei der Behandlung von Hepatitis. Als Getränke sind Wasser sowie Kräutertees, je nach Wunsch, geeignet.

Homöopathische
Behandlung

Die **Behandlung von Hepatitis** ist wie immer in der Homöopathie individuell. Die Klassifizierung in Virus A oder B unwesentlich. Der Symptomkomplex ist ausschlaggebend.

Sie können sich in einfachen Fällen mit den folgenden zwei Mitteln helfen. Wenn sie gut passen, wird die Heilung schneller einsetzen oder der Verlauf milder sein.

- **CHELIDONIUM**

Schmerzen unter dem rechten Schulterblatt

Wenn Verlangen nach heißen Getränken und/oder Schmerzen unter dem rechten Schulterblatt von der Leber aus bestehen.
Dosierung: Urtinktur bis D 3, 3 x täglich 5 Tropfen auf $^1/_2$ Tasse Wasser.

- **CARDUUS MARIANUS**

Rechts liegen >

Der Hepatitis-Kranke fühlt sich wohler, wenn er auf der rechten Seite liegt.
Dosierung: Urtinktur bis D 3, 3 x täglich 5 Tropfen auf $^1/_2$ Tasse Wasser.

1. Die wichtigsten Mittel am Anfang sind:
ACONIT, FERRUM PHOSPHORICUM, BELLADONNA, MERCURIUS SOLUBILIS, BRYONIA und GELSEMIUM.

- ***Dosierung:* je nach Intensität alle 2–6 Stunden eine Gabe C 200**

Anfangsstadium

Das Anfangsstadium als solches ist bei der Hepatitis nur bei Epidemien erkenntlich.

- **ACONIT**

Plötzliches, hohes Fieber, Leberschmerzen

Todesangst

Der Kranke hat heftiges Entzündungsfieber mit unerträglichen, schießenden Schmerzen in der Lebergegend, wo auch ein Druckgefühl besteht und ein Zusammenziehen mit Atemnot. Er stöhnt, wirft sich umher, hat Kopfschmerzen und Todesangst. Es besteht großer Durst auf kaltes Wasser, was ihm Erleichterung bringt. ACONIT ist insbesondere angezeigt, wenn die Hepatitis durch Kälte oder nasse Füße ausgelöst wird.

- **FERRUM PHOSPHORICUM**

  Dieses Mittel kommt auch in der Anfangszeit in Frage, wenn die Beschwerden durch Kälte entstanden sind. Das Fieber ist meist nicht sehr hoch. Der Kranke leidet an Kopfschmerzen, Übelkeit und Appetitlosigkeit. Dies Mittel ist besonders dann angezeigt, wenn die Unruhe und der Durst von ACONIT fehlen. Der Patient ist entkräftet, und der Puls ist weich und fließend.

  Anfangsstadium

  Ursache: Kälte

  Der typische FERRUM-Mensch ist nicht vollblütig und robust, sondern nervös, sensibel, anämisch und errötet sehr leicht.

- **BELLADONNA**

  Bei Belladonna ist der Blutandrang zum Kopf (Kongestion) stark. Die Lebergegend ist sehr empfindlich, besonders auf Erschütterungen, wie ruckartiges Atmen und Husten. Der Patient kann nicht auf der rechten Seite liegen. Die Schmerzen erstrekken sich nach oben zur Schulter und zum Nacken. Er fühlt eine starke Hitze. Das Gesicht ist rot, und der Kopf schmerzt. Hände und Füße sind kalt. Er leidet unter Schwindelanfällen, wobei ihm schwarz vor Augen wird. Die Magengrube ist aufgebläht und der Oberbauch verspannt. Der Kranke ist unruhig und zeigt Gehirnsymptome: Schlaflosigkeit oder Schläfrigkeit, aber er findet keinen Schlaf. Die Atmung ist erschwert, und meist besteht großer Durst.

  Leber empfindlich auf Erschütterung

  Hitze, aber kalte Glieder, Gehirnreizung

  Wenn die Leber des Kranken durch Alkohol geschädigt ist, dann kann BELLADONNA abwechselnd mit LACHESIS gegeben werden oder LACHESIS folgt gut.

  Folgemittel

  Alkoholabusus

- **MERCURIUS SOLUBILIS**

  Wenn BELLADONNA indiziert war, aber nicht die gewünschte Wirkung brachte, sollten wir MERCUR ins Auge fassen.

  Folgemittel von Belladonna

MERCUR ist ein tiefgehendes Mittel und hat auch die späteren Stadien in seinem Mittelbild. Somit können die MERCUR-Symptome erst viel später auftreten.

Zunge: schlaff, feucht, dick belegt

Zahneindrücke übler Mundgeruch

Der Mund gibt viele Hinweise für dieses Mittel. Die Zunge ist meist schlaff, dick belegt und weiß oder dreckig-gelb. Zahneindrücke sind zu sehen. Der Mundgeruch ist auffallend übelriechend, der Geschmack bitter oder metallisch. Der Kranke hat keinen Appetit, jedoch meist großen Durst auf große Mengen Kaltes. Der Mund ist durch den Speichelfluß feucht. Der Patient leidet unter Frösteln, manchmal gefolgt von Schweiß, insbesondere wenn man ihn zudeckt. Das Schwitzen bringt aber keine Erleichterung.

Wechsel von Zu- und Abdecken

Rechts liegen verschlechtert

Die Lebergegend ist sehr voll und aufgedunsen, mit stechenden, brennenden oder drückenden Schmerzen. Der Patient kann nicht bzw. nur für kurze Zeit auf der rechten Seite liegen. Bewegung kann die Symptome verschlechtern. Er leidet auch unter Schulterschmerzen. Der Bauch ist fest, geschwollen und aufgebläht. Die Ikterussymptome setzen früh ein. Anfänglich leidet der Patient eher unter Verstopfung mit lehmartigen, gelb-grünen, galligen Stühlen mit schmerzhaftem Stuhldrang (Tenesmus). Er hat das Gefühl, sich nie vollständig zu entleeren.

Schlaflos durch Juckreiz

In späteren Stadien (aber auch am Anfang) zeigen sich skorbutische Symptome, wie Zahnfleischschwund und -bluten. Die Leber ist verhärtet, der Kranke ist depressiv, lethargisch und leidet unter Abmagerung. Er ist schlaflos durch den Juckreiz.

Folgemittel von Mercur

Genauso wie BELLADONNA kann MERCUR mit LACHESIS abwechselnd gegeben werden, oder LACHESIS folgt MERCUR. Dies besonders in subakuten Fällen, wenn MER-

CUR nur eine leichte Verbesserung gebracht hat.

- **BRYONIA**

Die Symptome entwickeln sich langsam. Die Schmerzen in der Lebergegend sind meist schießend, stechend oder drückend mit Brennen und einem Spannungsgefühl. Jegliche Bewegung, Berührung, Husten oder Atmen, vor allem das Einatmen, verschlechtern den Zustand. Der Patient liegt auf der rechten Seite, hat jedoch Schmerzen unter dem rechten Schulterblatt. Allgemein leidet er unter Kopf- und Gliederschmerzen. Es zeigt sich eine heftige, spastische Beklemmung der Brust mit schneller und erschwerter Atmung. Er hat einen bitteren Geschmack im Mund. Die Zunge ist gelb belegt. Übelkeit kann vorhanden sein. Er leidet unter Verstopfung. Die Stühle sind entweder hart, trocken und braun oder flüssig und reichlich mit Koliken. Sie erinnern an den Geruch von altem Käse. Gemüse verträgt er nicht. Der Bauch ist voll und aufgebläht, und der Patient hat das Gefühl, als läge ein Stein oder ein schweres Gewicht in seinem Magen. Großer Durst auf sehr große Mengen ist vorhanden, meist einmal am Vormittag, dann spätnachmittags und zwischen 21 und 24 Uhr.

Langsamer Beginn

Stechende Schmerzen

Bewegung <

Bitterer Geschmack

Geruch von altem Käse

Stein im Magen

Großer Durst

- **GELSEMIUM**

Dieses ist ein Mittel für passive Erkrankungsformen, besonders bei warm-feuchtem Wetter oder bei Wechsel von kaltem auf warmes Wetter.

Der Patient ist entkräftet, müde und besonders die Augen sind schwer. Er leidet unter kongestiven Kopfschmerzen. Es ist keine Übelkeit vorhanden, aber er muß

Warmes Wetter

Müde Augen

viel aufstoßen. Die Haut ist feucht und das Gesicht gerötet. Der Patient hat wenig oder überhaupt keinen Durst. Der Puls ist voll und kann zurückgedrückt werden. Die Stühle sind cremig und lehmfarben. Die Bauchhöhle fühlt sich wund an, und es besteht Schwindel mit Sehschwierigkeiten.

Durstlos

Schwindel

2. Für Menschen mit großem Appetit kommen besonders folgende Mittel in C 200 in Frage: NUX VOMICA, CHINA, IRIS VERSICOLOR und PULSATILLA

- ***Dosierung:*** 2x täglich eine Gabe.

- **NUX VOMICA**

Kaffeetrinker
Gourmet

Dieses Mittel ist besonders für Kaffeetrinker, welche sehr früh damit angefangen haben, sowie für Liebhaber reichlichen Essens geeignet.

Leber sehr berührungsempfindlich

Der Patient leidet unter schießenden und klopfenden Schmerzen mit großer Empfindlichkeit in der Lebergegend. Der Druck in der Magengegend sowie auch unter den Rippen ist groß, einhergehend mit erschwerter Atmung und Verstopfung. Der Kranke kann nicht einmal die Kleider am Leib ertragen. Er ist sehr durstig, aber er trinkt nicht, da er nicht weiß, was er trinken soll.

Mißbrauch von Medikamenten und Abführmitteln

Kopf- und Magenschmerzen sind vorhanden, die Leber ist verhärtet und geschwollen. Auch bei der chronischen Hepatitis ist eine ähnliche Magensymptomatik vorhanden, die dem Mißbrauch von Hausmitteln und allopathischen Mitteln zugrundeliegt.

- **CHINA**

Geschwürartige Leberschmerzen

Hier sind geschwürartige Schmerzen in der Lebergegend vorhanden. Verstärkt werden die Schmerzen durch Berührung; auf Druck reagiert der Patient sehr empfindlich. Die

Leber ist geschwollen und hart, der Bauch aufgebläht. Aufstoßen bringt keine Erleichterung. Kopfschmerzen sind vorhanden, der Geschmack im Mund ist bitter und die Haut gelb. Verschlechterung zeigt sich nachts und nach dem Essen, vor allem nach Obst. Der Kranke leidet unter blutenden, brennenden und juckenden Hämorrhoiden und ist deutlich geschwächt. Bei Verstopfung sind die Stühle schwer, auch dann, wenn die Konsistenz weich oder reichlich vorhanden ist. Oft kommt auch ein schmerzloser, schwarzer, grüner und übelriechender Durchfall vor.

< nachts und nach dem Essen

Große Schwäche

- **IRIS VERSICOLOR**

Hier sind schneidende Schmerzen im rechten Bauchbereich vorhanden, welche sich durch Bewegung verschlimmern. Außerdem leidet der Patient unter krampfhaften Schmerzen in der rechten Lendengegend und über dem Beckenraum, welche erst rechts, dann links auftreten. Auf die Verstopfung folgt ein dünner, wäßriger und brennender Durchfall. Brennende Schmerzen sowie ein fettiger Geschmack im Mund- und Rachenraum sind vorhanden.

Schneidende Schmerzen

Verstopfung gefolgt von Durchfall

- **PULSATILLA**

Dieses Mittel ist angezeigt bei Spannungs- oder Schlaffheitsgefühlen in der Lebergegend und einem Druckgefühl oder dumpfen Schmerzen im Magen. Die Leberschmerzen sind besonders stark beim Gehen. Eine Beklemmung der Brust ist vorhanden. Die Zunge ist gelb, der Geschmack bitter, und der Kranke leidet unter Übelkeit. Die Stühle sind flüssig, grünlich und schleimig. Der Patient hat besonders abends und nachts große Angst.

3. Weitere Mittel: PHOSPHOR, LEPTANDRA, HEPATITIS NOSODE

- **PHOSPHOR**

Sehr schwerer Verlauf

Bei starker oder bösartiger Hepatitis ist PHOSPHOR angezeigt. Der Kranke ist appetitlos mit unlöschbarem Durst auf Kaltes. Er fühlt eine große Schwäche und Schlaffheit, vor allem im Schlaf. Schwindel ist vorhanden.

Nachtschweiß

Er schwitzt reichlich im Schlaf, besonders nachts. Die Leber ist vergrößert und reagiert mit Wundheit auf Druck.

- **LEPTANDRA**

Es sind dumpfe Schmerzen im rechten Bauchbereich mit Wundheit, vor allem in der Gallengegend und im hinteren Teil der

Brennen

Leber, vorhanden. Es herrscht brennendes Unbehagen in und um die Leber, welches sich oft bis zum Magen und Bauch ausbreitet. Der Kranke ist schläfrig und nie-

Schwarze Stühle

dergeschlagen. Er hat tiefschwarze Stühle mit brennenden, krampfartigen Schmerzen am Nabel, wobei der Krampf nach dem

Galle erbrechen

Stuhlgang anhält. Er erbricht Galle unter brennenden Schmerzen. Der Urin ist dunkel. Die Augäpfel und der Kopf sind oft wund. Er fröstelt entlang der Wirbelsäule. Schmerzen sind im linken Arm und in der linken Schulter vorhanden.

- **HEPATITIS A oder B NOSODE**

Die Nosode kommt bei schweren Fällen in Frage, aber auch bei leichteren, wenn angezeigte Mittel nicht durchschlagend helfen.
Dosierung: HEPATITIS A oder B in C 200, 2x täglich eine Gabe.

CHOLERA

Übertragung

Choleraerreger können im Wasser oder in Lebensmitteln vorkommen. Meist tritt die Cholera epidemisch auf. Bei mangelhafter Hygiene kann sie sich sehr schnell ausbreiten. Die Inkubationszeit beträgt einige Stunden bis wenige Tage.

Die Cholera wird gekennzeichnet durch plötzlich einsetzende, schmerzlose, wäßrige, meist fieberlose Durchfälle, bisweilen mit Erbrechen. Es gibt sowohl milde als auch schwere Verlaufsformen, bei denen es durch den Flüssigkeitsverlust zu lebensbedrohlichen Auswirkungen kommen kann.

Verlauf

Die Cholera ist in Afrika, Südamerika und Asien eine weit verbreitete Krankheit. In Epidemiezeiten ist auch bei Hotelaufenthalten mit Vollpension eine Infektion nicht sicher auszuschließen. Da die herkömmliche Cholera-Impfung keinen sicheren Schutz gewährt (Quelle: WHO und Robert-Koch-Institut), bietet sich hier, genauso wie bei der Malaria, die homöopathische Prophylaxe als eine sanfte und sichere Alternative an, die sich seit 170 Jahren bewährt hat.

Prophylaxe

Die Prophylaxe beginnt mit gründlicher Hygiene. Trinkwasser darf nur abgekocht getrunken werden, auch beim Essen ist auf gekochte Speisen zu achten. Nahrungsmittel und Getränke aus dem Straßenhandel sind zu meiden.

Grüne Chili in kleinen Mengen schützen vor Cholera. Rotes Chilipulver dagegen sollten Sie meiden (siehe Seite 44 oben).

Sie können vorbeugend das Trinkwasser in einem Kupfergefäß aufbewahren oder Kampferwasser trinken (1 senfsamengroßes Stück oder 1 Tropfen Kampfer auf 1 l Wasser).

Hahnemann hat zur Zeit der schlimmsten Choleraepidemien diese einfache, aber geniale Methode der Prophylaxe entwickelt, die sich hervorragend bewährt hat (Seite 156: 3, 4, 6). Stattdessen könnte man aber auch die CHOLERA NOSODE einnehmen.

Cholera Prophylaxe

- *Dosierung:* CHOLERA NOSODE C oder D 200 in der Doppelgabe.

Homöopathische Behandlung

Die **Behandlung** der echten Cholera ist zu **schwierig**, so daß hier nur Hinweise gegeben werden können:

- Im Anfangsstadium wendet SULFUR C 200, alle 2 Std. gegeben, die Cholera sehr oft ab.
- Bei Kollaps: CAMPHORA C 200, alle 5-10 Minuten.
- Bei starken Krämpfen: CUPRUM METALLICUM C 200, alle 10-15 Minuten.
- Bei starkem Erbrechen und kaltem Schweiß auf der Stirn: VERATRUM ALBUM C 200, alle 15–30 Minuten.
- Bei sehr viel Angst, Unruhe und Schwäche: ARSENICUM ALBUM C 200, alle 15–30 Minuten.
- **CHOLERA NOSODE**
  Erfahrungswerte über die Behandlung im Krankheitsfall mit dieser Nosode liegen uns noch nicht vor, man könnte sie aber in schweren Fällen einsetzen. (Siehe auch unter HEPATITIS NOSODE).

DENGUE-FIEBER

(Sieben-Tage-Fieber, Pokalfieber)

Vorkommen **Übertragung**

Das Dengue-Fieber ist eine akute, fieberhafte Infektionskrankheit der Tropen und Subtropen. Der Dengue-Virus wird durch Mücken (v.a. Aedes aegypti) übertragen.

Inkubation **Verlauf**

Meist beträgt die Inkubationszeit 5-8 Tage. Plötzlicher Anstieg des Fiebers mit Frösteln und grippeähnlichen Symptomen ist die Regel. Schmerzen, als ob die Knochen gebrochen werden (engl. break-bone-fever), charakterisieren die Krankheit. Starke Stirnkopfschmerzen sind auch vorhanden. Das akute Krankheitsbild ist nach einer Woche vorbei. Die Rekonvaleszenz mit allgemeiner Schwäche dauert ohne homöopathische Behandlung noch länger. Insgesamt ist die Erkrankung gutartig und heilt problemlos ab. In seltenen Fällen kann es zu einem schweren Verlauf mit Blutungsneigung und Schock kommen. Einheimische, besonders Kinder, sind davon eher betroffen.

Knochenschmerz wie gebrochen

Dengue-Fieber **Prophylaxe**

- **DENGUE-FIEBER-NOSODE** C 200,
  1 Doppelgabe (s. Mückenschutz S.138f.)

Homöopathische **Behandlung**

Die wichtigsten Mittel sind in dieser Reihenfolge:
ACONIT (siehe Gelbfieber S. 60),
BRYONIA (siehe Typhus, S. 85),
BELLADONNA (siehe Gelbfieber, S. 61),
EUPATORIUM PERFOLIATUM siehe unten,
ARSENICUM ALBUM (siehe Typhus, S. 84),
RHUS TOX. (siehe Typhus, S. 85) und
MERCURIUS SOLUBILIS (siehe Hepatitis, S. 93).
Die allgemeinen Mittelbeschreibungen, die Sie auf den angegebenen Seiten finden, reichen aus, um das passende Mittel auszuwählen.

- **EUPATORIUM PERFOLIATUM** C 200
  Die Schmerzen sitzen sehr tief in den Gliedern, als ob die Knochen gebrochen wären. Vor dem Schüttelfrost besteht grosser Durst auf Kaltes. Meist kommt es am Ende des Froststadiums oder während der Hitze zum Erbrechen.
- BRYONIA wird manchmal als Folgemittel benötigt, wenn der Patient trotz Rückgang des Fiebers und der Schmerzen Ruhe und Stille braucht. Zwei bis drei Gaben alle sechs Stunden reichen meist.
- Anschließend geben Sie eine Gabe SULFUR, um die Heilwirkung zu beenden.

Dosierung für alle Mittel: C 200, 3 Tropfen auf 1/2 Glas Wasser und davon alle 2–4 Stunden einen Eßlöffel

Nachbehandlung

- *Folgebehandlung bei* **ACONIT**
  Nachdem ACONIT das Fieber beseitigt hat und eine Schwäche, v.a. Lethargie und Appetitlosigkeit übriggeblieben sind, kommt für diesen Zustand SULFUR in Frage. Geben Sie SULFUR zweimal täglich bis der Patient völlig genesen ist.
  Sollte der Patient nach ACONIT noch Schmerzen haben und möchte Ruhe und Stille, geben Sie BRYONIA alle vier bis sechs Stunden, bis er sich recht gut fühlt. Mit zwei Gaben SULFUR C 200 innerhalb eines Tages wird die Behandlung abgerundet.

- *Folgebehandlung bei* **BRYONIA**
  Wenn BRYONIA ihre Heilwirkung vollzogen hat und es dem Patienten gut geht, folgen Sie mit SULFUR C 200 einmal täglich drei Tag lang.

- *Folgebehandlung bei* **BELLADONNA**
  Nach diesem Mittel kommen CALCIUM CARBONICUM und SULFUR in Betracht.
  CALCIUM CARBONICUM wird gegeben, wenn der Patient recht blaß bleibt, friert und keinen Durst hat. Die Pupillen bleiben in der Regel auch noch vergrößert. Normalerweise reicht eine Gabe C 200, um den Durst wieder herzustellen, was ein sicheres Zeichen für eine Heilreaktion ist. Sollte der Durst sich nicht so schnell einstellen oder die Schwäche nur langsam vergehen, wird CALCIUM CARB. zweimal täglich wiederholt.
  SULFUR folgt auf BELLADONNA, wenn der Patient nicht mehr friert, aber eine gewisse Lethargie herrscht und allgemein kein Appetit besteht. Der Durst kann groß sein. SULFUR C 200 wird zweimal täglich gegeben bis der Patient vollständig hergestellt ist.

- *Folgebehandlung bei* **ARSENICUM ALBUM**
  Nach ARSEN kann BRYONIA (siehe EUPATORIUM PERF. oben) in Frage kommen. Aber meistens ist SULFUR das Folgemittel. Eine Gabe täglich drei Tage lang reicht in der Regel.

- *Folgebehandlung bei* **RHUS TOXICODENDRON**
  BRYONIA kann nach RHUS TOX. nötig sein, wie nach EUPATORIUM PERF., besonders wenn Schmerzen bleiben. Nach Beendigung der Behandlung mit BRYONIA eine Gabe SULFUR C 200 geben.

- *Folgebehandlung bei* **MERCURIUS SOLUBILIS**
  In der Regel braucht MERCUR kein Folgemittel. Sollte jedoch ein gewisses Krankheitsgefühl übrigbleiben, folgt SULFUR zweimal täglich.

JAPANISCHE ENZEPHALITIS

Übertragung
Vorkommen

Diese Virusinfektion wird durch nachtaktive Mücken in ländlichen Gebieten übertragen. Sie kommt in bestimmten Gebieten Südostasiens und Indiens vor.

Inkubation

Die Inkubationszeit beträgt 6-8 Tage.

Verlauf

Erst tritt hohes Fieber auf, dann die Gehirnentzündung mit den charakteristischen starken Kopfschmerzen, Nackensteifigkeit, Müdigkeit, Reizbarkeit und Schlaflosigkeit. Im weiteren Verlauf können Lähmungserscheinungen, Verwirrtheit und Bewußtlosigkeit vorkommen.

Prognose

Ca. 30% der Fälle enden tödlich, Dauerschäden sind möglich: Blindheit, Taubheit und halbseitige Lähmung.

Enzephalitis
Prophylaxe

- **JAPANISCHE ENZEPHALITIS NOSODE**
  C 200, eine Doppelgabe. (Weiteres siehe unter Mückenschutz S.138f.)

Homöopathische
Behandlung

- **ACONIT**
  kann im Anfangsstadium ein wichtiges Mittel sein (siehe Gelbfieber).

Große Pupillen, rotes Gesicht, trockener Mund, Trinken unmöglich

- **BELLADONNA**
  ist möglicherweise das wichtigste Mittel, vor allem bei robusten Kindern. Die Pupillen sind stark erweitert, das Gesicht hochrot, gelegentlich auch sehr blaß mit kalten Händen und Füßen. Häufig Fieberkrämpfe mit blaurotem Gesicht und Nacken. Mund heiß und trocken mit einem zusammenschnürenden Gefühl im Hals. Trinken sehr erschwert, bei BELLADONNA ist es jedoch fast unmöglich.

nach dem akuten Stadium Bewußtlosigkeit

- **HYOSCYAMUS**
  Es kommt in Frage, wenn die hochakute Phase vorbei ist und die Konvulsionen aufgehört haben. Der Kranke liegt dumpf,

bewußtlos da, kann aber durch Fragen kurzzeitig aus der Bewußtlosigkeit geholt werden. Mildes Delirium mit Herumfuchteln und plötzlichem Auffahren kann vorkommen.

Delirium

- **OPIUM**
  Dieses Mittel ist vor allem im späteren Stadium bei Reaktionslosigkeit, unempfindlichen Pupillen und bei einem heißen, roten Gesicht mit Schweißperlen angezeigt.

Spätstadium
Reaktionslosigkeit

- **HELLEBORUS**
  Bei ausgeprägter Benommenheit: heißer Kopf, gerunzelte Stirn. Augen nach oben verdreht, unwillkürliche Kaubewegungen, eine Seite ist gelähmt, die andere in ständiger Bewegung. Der HELLEBORUS-Kranke kann im Unterschied zu HYOSCYAMUS nicht aus der Bewußtlosigkeit geholt werden.

benommen
bewußtlos

- **ZINCUM**
  Kennzeichnend ist die unweigerlich fortschreitende Koma- und Lähmungsneigung. Sehr wichtig im Endstadium, bei tiefem Koma und drohendem Tod.

im Endstadium

Dosierung: Jeweils die C 200 oder höher, anfänglich viertel- bis zweistündlich eine Gabe.

ENDEMISCHE POLYARTHRITIS
(engl. Ross-River-Fever)

Durch Mücken übertragene Viruskrankheit, die hauptsächlich in Australien und auf manchen Inseln (Fidschi, Cook) vorkommt.

Anfangs durch Kopfschmerzen, Empfindlichkeit der Fußsohlen und Handflächen gekennzeichnet. Meist fieberloser Verlauf oder nur sehr mildes Fieber. Die charakteristischen Symptome sind später die Gelenkschmerzen der kleinen Gelenke (Arthritis), die in 50 % der Fälle mit Hautausschlag auftreten. Der erhabene, manchmal bläschenartige Ausschlag beginnt im Gesicht und breitet sich zum Rumpf aus, selten mit Juckreiz, gelegentlich empfindliche Schwellung der Lymphknoten. Die Gelenkschmerzen können 3–12 Wochen anhalten.

Gelenkschmerzen

Hautausschlag

Homöopathische Behandlung

- **BRYONIA**
  Langsamer Krankheitsbeginn, extreme Gelenkschmerzen, verzögerter Hautausschlag, jede Bewegung ist qualvoll, der Kranke liegt ganz ruhig. Meist großer Durst, kein Appetit und Verstopfung.

- **RHUS TOXICODENDRON**
  Der RHUS-TOX.-Kranke ist im Gegensatz zu BRYONIA sehr unruhig und wechselt häufig seine Lage. Wärme an den schmerzhaften Gelenken bessert. Durst auf kleine Mengen, weißbelegte Zunge mit roter Spitze, manchmal mit charakteristischem rotem Dreieck an der Spitze. Auch ein gelbweißer Belag am Zungengrund und juckende Bläschen sind wichtige Hinweise für RHUS-TOX.

- **SULFUR**
  Oft ein wichtiges Folgemittel von Bryonia. Sein Einsatzgebiet liegt in den späteren Sta-

dien der Krankheit: Dem Kranken ist heiß, er schwitzt, hat Juckreiz und großen Durst, meist auf Warmes.

- **PULSATILLA**
  Pulsatilla ist anfangs völlig durstlos, später entwickelt sich Durst auf kleine Mengen, vor allem Erfrischendes. Dem Patienten ist warm, aber er möchte leicht zugedeckt sein und braucht unbedingt frische Luft.

TSUTSUGAMUSHI-KRANKHEIT

(Milbenfleckfieber, Scrubtyphus, Buschfleckfieber)

Erreger
Typhusähnlich
Glieder-schmerzen
Fieberausschlag

Diese bakterielle (Rickettsien) Krankheit ist dem Typhus ähnlich und wird durch Milben übertragen. Sie äußert sich durch hohes Fieber und Gliederschmerzen. Im Unterschied zu Typhus tritt ein fleckförmiger Ausschlag am Körper auf. Mehr als 50 % der Fälle entwikkeln eine Bronchitis, die zu einer Lungenentzündung werden kann.

(Literaturempfehlung: A. und D. Pulford, Ravi Roy: *Pneumonie - Lungenentzündung homöopathisch behandeln,* Lage & Roy Verlag, Hagen)

Tsutsugamushi
Prophylaxe

- **TYPHINUM** C 200 in einer Doppelgabe

Homöopathische
Behandlung

Die homöopathische Behandlung beugt einer Herzmuskelentzündung vor. Die Behandlung entspricht der von Typhus, besonders Bryonia und Arsen kommen in Frage. Weitere Mittel sind PHOSPHOR (siehe unter Hepatitis), SULFUR und LYCOPODIUM.

- **LYCOPODIUM**
  Die Hauptsymptome sind: Frieren im Rükken; Verlangen nach frischer Luft; nicht

allein sein wollen; Kinder wollen ständig gehalten oder getragen werden; Nasenflügelatmung; verkrampftes, zusammengezogenes Gesicht mit gerunzelter Stirn; Durst auf kleine Mengen, besonders warmes Wasser, das den Husten bessert.

- **SULFUR**
  Dem Kranken ist es zu warm, durch die geringste Anstrengung schwitzt er reichlich und fühlt sich erschöpft. Großer Durst auf warmes Wasser.

DURCH ZECKEN ÜBERTRAGENE KRANKHEITEN

Übertragung

Ein Zeckenbiß muß noch lange nicht zu einer Erkrankung führen. Selbst nach dem Biß einer infizierten Zecke erkrankt nur etwa jeder zehnte. Das Risiko einer Infektion mit Borrelien ist 500 bis 1000mal größer, als an Gehirnentzündung (Enzephalitis) zu erkranken (Seite 157, 1).

Zecken sind am blutgierigsten bei feuchtwarmer Witterung, vor allem im Frühjahr und Herbst. Die Zecke wird in der Regel nicht sofort am Körper bemerkt, da sie ein örtliches Betäubungsmittel absondert. Je länger die Zecke saugt, desto größer kann die Gefahr einer Krankheitsübertragung werden. Sie kann Erreger von anderen Lebewesen übertragen, ohne selbst zu erkranken. Eine Zecke kann bis zu neun Tagen saugen. Sie läßt sich vom Körper abfallen, sobald sie satt ist.

Erfahrungsgemäß bevorzugen Zecken eine bestimmte Zusammensetzung des Blutes und befallen nicht alle Menschen gleichermaßen.

- Die **FSME NOSODE** oder C 200, eine Doppelgabe wirkt allgemein abwehrend gegen

Zecken und gegen die Zeckenbißfieberenzephalitis.

- Die MOORFEE ESSENZ äußerlich auf die gefährdeten Stellen auftragen und innerlich 1–2x täglich 2 Tropfen eingenommen, wehrt Zecken ab. Sie hat eine allgemeine umstimmende Wirkung auf den Körper, so daß die Dosis nach 3–6 Wochen reduziert werden kann.

Lyme-Borreliose

Übertragung

Die Lyme-Krankheit wird durch Zecken und andere Schmarotzer übertragen. Sie betrifft vor allem die Gelenke, das Herz und Nervensystem.

Vorkommen

Die Krankheit verdankt ihren Namen dem erstmaligen Auftreten 1976 in der kleinen Ortschaft Lyme (USA). In Europa verläuft die Krankheit meist nicht so schwer wie in den USA.

Erreger

Das Bakterium Borrelia burgdorferi ähnelt dem Erreger der Syphilis. Es läßt sich über einen Bluttest nachweisen.

Häufigkeit

Etwa 5–35% der Zecken sind infiziert, aber in den meisten Fällen werden die Abwehrkräfte eines gesunden Menschen mit dem Erreger fertig. Anders verhält es sich, wenn das Abwehrsystem durch Antibiotika, schmerzstillende oder fiebersenkende Medikamente geschwächt ist.

Verlauf

Die Anfangssymptome sind leicht und unspezifisch. Sie können sich über einige Wochen hinziehen. Es besteht allgemeines Unwohlsein mit leichten Kopfschmerzen und manchmal grippeähnlichen Symptomen. An der Bißstelle zeigt sich eine kreisförmige Rötung, die sich von der Bißstelle fortbewegen kann (Wanderröte). Da diese Prodromalsymptome nicht immer auftreten, ist es manchmal sehr schwer, die oftmals erst nach Monaten erscheinenden Spätsymptome mit dem Zeckenbiß in Verbindung zu bringen. Die Borreliose ist dann auch nicht mehr so leicht zu behandeln. Das ist einer der Gründe, warum sie wesentlich mehr zu fürchten ist als die Gehirnhautentzündung.

Komplikationen

Die Borreliose ähnelt in ihrem Spätstadium, zu dem es aber nicht unbedingt kommen muß, der Syphilis mit Entzündung und Zersetzung der Gelenke, Rheuma, Herzmuskelentzündung mit Reizleitungsstörungen, besonders schmerzhaften neurologischen Störungen, Lähmungserscheinungen z.B. im Gesicht.

Prognose

Die Schulmedizin setzt im Frühstadium der Borreliose hochdosiert Antibiotika ein. Dadurch verschwinden zwar die Symptome der Krankheit, aber die Menschen fühlen sich häufig danach nicht mehr richtig gesund. In einem fortgeschrittenen Stadium bilden sich trotz Antibiotika-Behandlung die Symptome nur selten vollständig zurück.

Borreliose
Prophylaxe

- **BORRELIA NOSODE** C 200, eine Doppelgabe, am besten im Frühjahr zwei Wochen nach der FSME-Prophylaxe. Sie kann auch noch bis zu einer Woche nach einem Zeckenbiß durchgeführt werden.

Homöopathische
Behandlung

Mit homöopathischer Behandlung ist jedoch eine vollständige Heilung möglich.

- Die BORRELIA NOSODE C 200 direkt nach dem Biß drei Tage lang verabreichen, je eine Gabe pro Tag. So wird entweder eine mögliche Infektion verhindert oder das Immunsystem angeregt, die Krankheit sehr abzumildern.

  Die Nosode darf bei den ersten Zeichen der Infektion, z. B. dem Erythem, nicht mehr genommen werden. Nach diesem Zeitpunkt wird sie, wenn sie überhaupt in Frage kommt, meist erst viel später notwendig sein. Nur ein erfahrener Homöopath kann entscheiden, ob die Nosode dann angezeigt ist und eingesetzt werden kann.

Außer der Nosode können noch sehr viele andere Mittel in Frage kommen. (siehe SURYA Zeitschrift Nr. 7 zu Borreliose)

- Bei einem Erythema migrans geben Sie äußerlich die MOORFEE ESSENZ und ZELL-ESSENZ als Tropfen oder besser noch als Salbe auf die Wanderröte und nehmen beide Essenzen auch ein.

  Dosierung: morgens jeweils 2 Tropfen der Essenzen einnehmen, nach einer Stunde wiederholen, abends 1 x je 1 Tropfen. Äußerlich morgens und abends die Stelle betupfen oder dünn eincremen.

FRÜHSOMMER-MENINGOENZEPHALITIS (FSME)

Diese durch Zecken übertragene Viruserkrankung führt zu einer Entzündung des Gehirns.

Im Verhältnis zur Lyme-Borreliose ist die Krankheit sehr viel seltener und hinterläßt auch kaum Restschäden. In den Medien nimmt sie jedoch wegen der FSME-Impfung einen größeren Stellenwert ein. Die Impfung richtet sich allerdings nur gegen die Gehirnhautentzündung und nicht gegen die Lyme-Borreliose.

Anders als das Borrelia-Bakterium, welches weltweit verbreitet ist, kommt das Zeckenenzephalitisvirus nur in ganz bestimmten Gegenden vor, und auch dort sind nur etwa 0,2-0,5% der Zecken infiziert.

Inkubation

Die Krankheit kommt ein bis zwei Wochen nach dem Zeckenbiß durch grippeähnliche Beschwerden zum Ausbruch, wie Fieber, Kopfschmerzen, Gliederschmerzen und Schnupfen, die etwa eine Woche lang anhalten.

Bei etwa 95% der Betroffenen ist damit die Krankheit ausgestanden. Die restlichen bekommen nach ein bis zwei Wochen Kopfschmerzen, hohes Fieber mit Abgeschlagenheit und Unwohlsein, Kopf- und Nackenschmerzen, Bewußtseinsstörungen und teilweise überstrecktem Rücken. Später entwikkeln sich bei einem kleinen Teil der Erkrankten vorübergehend Lähmungen der Arme und Beine, Schluck- und Atembeschwerden sowie starke Nervenschmerzen.

Allgemeine Prophylaxe

Seit Ende August 1996 darf weltweit kein Kind mehr unter 14 Jahren nach einem Zeckenbiß mit FSME-Immunglobulin versorgt werden. Das Mittel ist wegen der starken Nebenwirkungen nicht mehr zugelassen.

- Stärken Sie das Immunsystem durch gesunde vollwertige Ernährung (Keimlinge etc.) und aufbauende Heilmethoden.
- Nicht durch Impfstoffe, Antibiotika, Fieberzäpfchen u.a. schwächen!
- Entfernen Sie die Zecke am besten mit einer Zeckenpinzette, indem Sie sie so nah wie möglich am Kopf fassen und langsam gegen den Uhrzeigersinn herausdrehen.
- Mit einem Tropfen der MOORFEE ESSENZ, auf die Zecke getropft, läßt sie sich leichter entfernen.
- Abdeckende Stoffe wie Nagellack, Klebstoff, Öl oder Petroleum sollten nicht verwendet werden, da dies die Zecke zum Erbrechen reizt und eine Infektion begünstigt.

Abgerissener Zeckenkopf in der Haut

Sollte der Kopf abreißen, so kann eine örtliche, ungefährliche Entzündung entstehen. Es ist nicht nötig, den Kopf herauszustanzen.

- Geben Sie SILICEA C 200, anfangs 2x täglich eine Gabe, oder tragen Sie die MOOR-

FEE ESSENZ äußerlich auf. Dadurch wird der Kopf aus dem Gewebe befördert.
- FSME NOSODE C 200, eine Gabe und nach 5 Minuten wiederholen. Wenn diese Prophylaxe im Frühjahr durchgeführt wird, sind Sie praktisch das ganze Jahr geschützt.

FSME
Prophylaxe

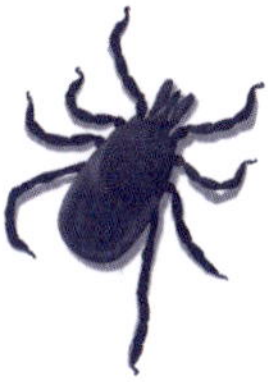

Was tun bei einem Zeckenbiß?

Homöopathische
Behandlung

- Versorgen Sie die Wunde mit zwei Tropfen ECHINACEA Urtinktur, MOORFEE ESSENZ (auch Salbe) oder LEDUM C 200, in etwas Wasser aufgelöst, damit der Alkohol nicht auf der Wunde brennt.
- Geben Sie eine Gabe FSME NOSODE C 200; bis zu 24 Stunden nach dem Biß noch möglich, da sonst Gefahr einer Überreaktion besteht. Verabreichen Sie zusätzlich eine Gabe LEDUM C 200 gegen die lokale Reaktion, auch äußerlich und wiederholen Sie nach Befindlichkeit.
- Die Behandlung der Frühsommer-Meningoenzephalitis finden Sie in unserem Buch *„Kinder mit Homöopathie behandeln"* unter dem Kapitel Hib-Meningitis.
- Die FSME NOSODE LM 30 oder C 200 wird nur dann eingesetzt, wenn die Krankheit voll entwickelt ist, und keine spezifischen Symptome anderer homöopathischen Mittel vorkommen. Die Nosode darf nicht in der Inkubationszeit und im Anfangsstadium der Krankheit gegeben werden.
- Sollte es an der Bißstelle zu einer Rötung kommen, so können Sie mit ARSENICUM ALBUM oder LACHESIS (bei bläulich-roter Verfärbung und Berührungsempfindlichkeit) weiter behandeln.

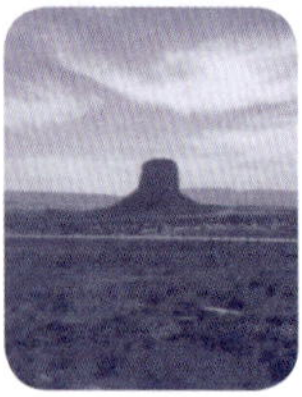

ROCKY-MOUNTAINS-FLECKFIEBER

(Felsengebirgsfleckfieber
oder amerikanisches Zeckenbißfieber)

Schwere Infektionskrankheit, die dem klassischen, epidemischen Fleckfieber sehr ähnlich ist. Der Erreger, Rickettsia rickettsii, wird durch den Biß infizierter Schildzeckenarten übertragen. Erregerreservoir sind vor allem Mäuse, Eichhörnchen, Kaninchen und Meerschweinchen. Inkubationszeit: 3–14 Tage.

Inkubation

Verlauf

Das Rocky-Mountains-Fleckfieber kündigt sich häufig mit einer Entzündung an der Einstichstelle an, die eine schwarze Kruste bildet. Die Anfangssymptome sind grippeartig mit hohem Fieber, Kopfschmerzen, Lichtempfindlichkeit, Lymphknotenschwellung. Nach 2–6 Tagen erscheinen die roten Flecken auf der Haut.

hohes Fieber

rote Flecken

Schwere Verlaufsformen mit punktförmigen Hautblutungen und Gehirnentzündung können in Nord- und Süd-Carolina, Georgia, Virginia sowie in Kansas und Oklahoma vorkommen.

Komplikationen

Folgende Komplikationen können auftreten: Gelbsucht, Gangrän und Nierenversagen.

Vorsichtsmaßnahmen:

Schützende Kleidung in Gebieten mit starkem Zeckenbefall. Gefährdet sind besonders Abenteuerreisende, die im Freien übernachten.

R.-M.-Fleckfieber Prophylaxe

- TYPHUS EXANTHEMATICUS NOSODE (Fleckfieber Nosode) C 200, eine Doppelgabe.
- Die MOORFEE ESSENZ, 2 Tropfen einnehmen und auf Schultern und Beine je einen Tropfen auftragen.

Homöopathische Behandlung

Behandlung wie bei Typhus. Die wichtigsten Mittel sind ARSEN, RHUS T. und ARNICA.

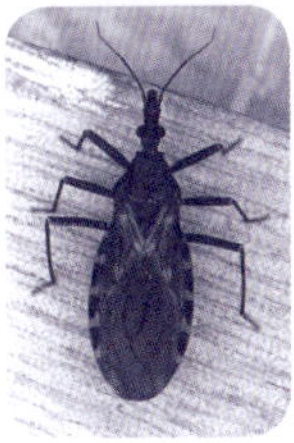

CHAGAS-KRANKHEIT

(amerikanische Trypanosomiasis)

Der durch *Raubwanzen* übertragene Erreger *Trypanosoma cruzi* kommt im tropischen Lateinamerika vor, in Ausnahmefällen auch in Texas. Gesunde Reisende sind kaum gefährdet. Die nachtaktiven Wanzen leben vor allem in ländlichen Gebieten, in Wänden und Dächern von einfachen Hütten der armen Bevölkerung. Die akute Form kommt besonders bei geschwächten Kindern vor. Sie beißen bevorzugt in die Wangenpartie (engl. „Kissing bugs"). Der Parasit kann auch über die Placenta auf das ungeborene Kind oder durch Bluttransfusionen übertragen werden.

Verlauf

Die Chagas-Krankheit tritt in drei Phasen auf: Latent, akut und chronisch, wobei die akute Phase, außer bei Kindern, häufig gar nicht vorkommt. Die akute Phase besteht aus einer unterschwelligen Entzündung der Stichstelle. Es bildet sich 1–4 Wochen nach dem Stich, der oft nicht bemerkt wird, eine Schwellung, die wie ein unreifer Furunkel (Chagom) aussieht und viele Monate bestehen kann. *Chagom* Wenn die Stichstelle in der Nähe des Auges ist, entstehen dort starke Ödeme und Lymphknotenschwellungen des Unterkiefers. *Ödeme*

Fieber Nach 7–14 Tagen tritt plötzlich Fieber auf, das sehr hoch werden kann und oft viele Wochen anhält. Ferner: allgemeines Unwohlsein, hoher Pulsschlag, Leber- und Milzschwellung.

Komplikationen

Wenn die *akute* Phase sehr heftig ist, besteht die Gefahr von Entzündungen des Gehirns oder Herzens. In diesem Fall ist die Todesrate hoch. Nach 4-8 Wochen verschwindet die akute Phase, und es entwickelt sich die latente Phase.

Die *latente* Phase kann 10–20 Jahre dauern. Sie beginnt entweder direkt nach der Infektion oder nach der akuten Phase und erzeugt keine Symptome.

Die *chronische* Phase entsteht meist zwischen dem 20. und 30. Lebensjahr, führt zu schweren Herzmuskelerkrankungen, stark aufgedunsenem Gesicht (Myxödem), Neigung zu Schlaganfall und Intelligenzdefekten. Die Hohlorgane, wie Speiseröhre und Darm, werden erweitert.

Chagas Prophylaxe

- **MOORFEE ESSENZ** (s. Seite 166)
  2–3 mal täglich einnehmen oder als Salbe auftragen, kann Wanzen und andere Schmarotzer abhalten.
- **SILICEA**
  ist das wichtigste Mittel, wenn die Schwellung an der Einstichstelle vorhanden ist.
- **HEPAR SULFURIS**
  wird gegeben, wenn die Einstichstelle sehr empfindlich ist.

Diese Mittel, nach einem Stich eingenommen, beugen meistens der akuten entzündlichen Phase vor.

Dosierung: C 200, täglich eine Gabe, bis die Einstichstelle abgeheilt ist.

Homöopathische Behandlung

Mit der homöopathischen Behandlung der ersten Krankheitszeichen sollten sich die gefährliche akute und die chronische Phase gar nicht erst entwickeln.

- **ARSENICUM ALBUM**
  kommt in erster Linie bei einem Ödem ums Auge (Romana-Zeichen) in Frage, welches in dem Kranken große Ängste auslöst. Er fühlt sich überfordert und kann nicht die notwendige Kraft aufbringen, um seine Tätigkeiten normal durchzuführen.
- **CHINA**
  Bestand vor der Infektion schon reichlicher Durchfall als schwächender Faktor, kommt China als erstes Mittel in Frage, vor allem dann, wenn sehr viele Gase vorhanden sind, die schlecht abgehen.

Dosierung: eine Gabe in der C 200, alle 2–6 Stunden, 3x täglich.

In der akuten Phase mit Fieber

Die wichtigsten Mittel sind ARSENICUM ALBUM, PHOSPHOR, MERCUR und RHUS T. (siehe Stichwortverzeichnis).

- *Dosierung:* alle Mittel in der C 200 alle 2–6 Stunden, je nach Intensität der Symptome. Die Beschreibung der Mittel finden Sie im Kapitel Hepatitis und Typhus.

In der latenten Phase

- SULFUR ist das Hauptmittel in der latenten Phase. Es wird einmal täglich gegeben, bis der Parasit im Blut nicht mehr nachweisbar ist. Sollte Sulfur stärkere Ausscheidungsreaktionen hervorrufen, setzen Sie das Mittel bitte ab. Sollte nach 6 –12 Wochen Sulfureinnahme keine Verbesserung des Blutbildes erreicht worden sein, geben Sie einmal wöchentlich die
- **CHAGAS NOSODE**
  Dosierung in der akuten Phase: alle Mittel in der C 200, je nach Schwere 1x täglich bis 2 stdl.

Im Normalfall sollte bei der latenten Form eine drei- bis sechsmonatige Behandlung ausreichen. Bei Einheimischen kann der gesamte Behandlungsverlauf jedoch durch Unter- bzw. Mangelernährung und schlechte Hygiene kompliziert werden. Hier kommen andere homöopathische Mittel in Betracht.

In der akuten Phase ist eine leicht verdauliche, jedoch nahrhafte Kost zu empfehlen. Kleinere Mengen Fleisch und/oder Milchprodukte sind meistens notwendig. Auch in der latenten und chronischen Phase ist auf eine ausgewogene eiweißreiche Ernährung zu achten.

POLIOMYELITIS (Kinderlähmung)

Polio kommt in der ursprünglichen Form (Wildviren) weltweit so gut wie nicht mehr vor. Sie finden ausführliche Informationen zur Vorbeugung mit Hilfe der Anti-Polio-Diät und homöopathischen Behandlung in unserem Buch *„Kinder mit Homöopathie behandeln"*.

Die größte Ansteckungsgefahr bestand in Deutschland zuletzt nach Aussage der Impfkommission in der Polio Schluckimpfung selbst.

Außerdem ist die Nebenwirkungsrate sehr hoch. Die ständige Impfkommission empfiehlt deswegen die Schluckimpfung nicht mehr. In den Entwicklungsländern wird jedoch mit diesem Impfstoff weiterhin geimpft, wodurch es bei Impfaktionen zu Ansteckungen kommen kann. Weitere Informationen finden Sie in unserem Ratgeber HR 15 *„Risiko Impfen"*.

Polio Prophylaxe

Sie können sich mit der POLIO NOSODE auch vor der Impfpoliomyelitis schützen. Geben Sie wie bei den anderen homöopathischen Prophylaxen eine Doppelgabe der POLIO NOSODE C 200.

DIPHTHERIE

Die Diphtherie stellt heutzutage in den europäischen Ländern keine Bedrohung mehr dar. Unter schlechten hygienischen Verhältnissen kann es in den Tropen zur Wunddiphtherie kommen. Dies trifft jedoch eher für Einheimische als für Reisende zu.

Impfung

Im Verhältnis zur geringen Erkrankungsbereitschaft wird die Impfung jedoch sehr häufig empfohlen.

Erreger

Inkubation

Die Diphtherie wird durch das *Corynebacterium diphtheriae* hervorgerufen. Etwa 10 Tage nach dem Kontakt (Tröpfcheninfektion) kommt es zu einer Entzündung mit hautähnlichen weißen Belägen im Rachen, hohem Fieber und eigentümlichem Mundgeruch. Die am häufigsten vorkommende leichte Krankheitsform dauert 3–10 Tage.

Verlauf

Bei der bösartigen Form zeigt sich die Bedrohlichkeit der Krankheit ab dem vierten Tag. Die Beläge sind dunkel und dehnen sich auf die umliegenden Schleimhäute aus. Der Kranke ist teilnahmslos, geschwächt und hat kein Fieber.

Komplikationen

In tropischen Ländern kommt es eher zur *Wunddiphtherie,* z.B. in offenen Wunden oder Geschwüren mit folgenden Komplikationen: Blutungen, Herzmuskel-, Nerven-, Nierenentzündungen, Lähmungen.

Ernährung

Bis zum Höhepunkt der Krankheit fasten, Wasser nach Bedarf trinken. Später sind verdünnte, leicht mit Honig gesüßte, frisch ausgepreßte Fruchtsäfte, leicht moussierender Traubensaft, klare Gemüsesuppen und verdünnte Buttermilch wohltuend. Vorsicht mit Milch, da Diphtherie auch durch Milch übertragen werden kann!

Diphtherie
Prophylaxe

Homöopathische
Behandlung

Sie können sich vor dieser kaum noch existierenden Krankheit mit einer Doppelgabe DIPHTHERINUM in der 200sten Potenz schützen.

Die **Behandlung der Diphtherie** hat die Überlegenheit der Homöopathie gegenüber der Schulmedizin gezeigt. Mit Hilfe homöopathischer Mittel konnten 80% der Erkrankten während der schlimmen Epidemien im 1. Weltkrieg geheilt werden. Die Schulmedizin konnte nur 16% retten (Seite 156: 7).

- **ARSENICUM ALBUM**
  Ein wichtiges Mittel zu Beginn und am Ende der Erkrankung. Große Schwäche, Unruhe, Angst, Frieren, fauliger Mundgeruch, geschwüriger Rachen, Besserung durch Wärme und warme Getränke.
- **LACHESIS**
  Es besteht große Berührungs- und Schmerzempfindlichkeit, im Verhältnis dazu ist die Entzündung eher als gering zu bezeichnen. Mund und Rachen sind bläulich verfärbt, die Zunge zittert beim Rausstrecken.
- **MERCURIUS CYANATUS**
  Für die bösartigen Verläufe mit großer Entkräftung und reichlichem Nasenbluten, Speichelfluß und drohender Ohnmacht. Faulige, geschwürige Entzündungen der Drüsen. Schwitzen bei geringster Anstrengung.
- **LAC CANINUM**
  Linksseitiger Beginn, geht dann auf die rechte Seite über. Splitterartige Schmerzen wechseln ständig die Seite.

In unserem Buch *„Kinder mit Homöopathie behandeln"* finden Sie ein ausführliches Kapitel über die Behandlung von Diphtherie und der Lähmungen.

TRACHOM (ägyptische Augenkrankheit)

Häufige, durch Chlamydien bedingte, chronisch verlaufende Horn- und Bindehautentzündung. Es erkranken vor allem Einheimische mit mangelnder Hygiene in den Tropen und Subtropen (400-500 Millionen). Es ist die häufigste Ursache von Blindheit.

Die Augen sind mit in etwas Wasser aufgelöstem NATRIUM MURIATICUM D 3 mehrmals am Tag zu spülen. Es heilt bzw. hält die Krankheit im Rahmen, bis eine differenzierte homöopathische Behandlung erfolgen kann.

SCHLAFKRANKHEIT

Einzeller *(Trypanosomen)* werden im tropischen Afrika von Tsetse-Fliegen übertragen. Die Krankheit tritt fast nur bei Einheimischen auf. Nach dem Stich kommt es etwa einen Tag lang zu einer schmerzhaften Schwellung. Danach tritt unregelmäßiges Fieber auf, das Allgemeinbefinden ist beeinträchtigt, ebenso die Funktion der inneren Organe. Monate später entsteht eine chronische Hirnentzündung mit Persönlichkeitsveränderungen, Verwirrung, Schwäche und Tod.

Schlafkrankheit
Prophylaxe

- Mäßiger Verzehr von Muskatnuß als Gewürz soll vorbeugend wirken.

Homöopathische
Behandlung

Schwere Fälle gehören in die Hände eines erfahrenen Homöopathen. Wichtige Mittel sind ARSENICUM ALBUM, ARSENICUM JODATUM, ARSENICUM SULFURATUM FLAVUS und RUBRUM, CALCIUM ARSENICOSUM und SULFUR.

- Bei leichtem Befall NUX MOSCHATA (Muskatnuß) C 200, 2x täglich, hat in manchen Fällen eine günstige Wirkung.

FIEBER

Essen bei Fieber?

Unterscheiden Sie „falschen" Hunger vom richtigen

Wenn Sie bei Fieber vollständig fasten, werden Sie es schnell, sicher und ohne Folgen ausheilen können. Zu Beginn der Krankheit besteht bei vielen der sogenannte „falsche Hunger", d.h. der Körper braucht keine Nahrung. Sie sind noch nicht richtig krank und essen aus Langeweile. Dadurch werden Sie in Ihrer Heimat manches Mal die richtige Entwicklung der Krankheit unterdrücken können und das falsche Gefühl bekommen, gesund zu sein, obwohl kein richtiges Wohlbefinden vorhanden ist. Wenn Sie sich in einem anderen Klima so verhalten, dann werden Sie meist richtig krank. Natürlich gibt es auch Ausnahmen, wie fieberhafte Zustände, wo Sie richtig großen Hunger haben können, dann braucht Ihr Körper Nahrung.

Trinken bei Fieber

Sie sollten das trinken, was Ihr Organismus verlangt, warm oder kalt. Ohne Durst zu trinken, ist nicht naturgemäß, belastet die Nieren und damit die Heilung. Außerdem maskiert es den eigentlichen Zustand, so daß eine homöopathische Behandlung erschwert wird. Unter bestimmten Bedingungen mag man den Durst nicht bemerken, weil man vergißt zu trinken. Bei einem akuten Zustand kehrt der Durst nach dem richtigen homöopathischen Mittel schnell zurück.

Fieber individuell behandeln

Fieber ist ein zu unspezifisches Krankheitssymptom, um hier sinnvoll behandelt zu werden. (Siehe *Homöopathischer Ratgeber HR 15 „Erkältungskrankheiten"* und *„Selbstheilung durch Homöopathie"*).

- **KELCH DES LEBENS**
  Zur unspezifischen Aktivierung des Immunsystems, 3x täglich 1–2 Tropfen. Weitere homöopathische Maßnahmen sind erforderlich.

VII. DURCHFALLERKRANKUNGEN

Diät und Therapie bei Durchfall

Wenn Sie sich an die allgemeinen Hygiene- und Essensregeln halten (s.S. 28 ff), bekommen Sie selten Durchfall. Bei einem normalen Durchfall werden Sie schnell wieder gesund, wenn Sie Folgendes beachten:

Aufbaudiät

- Ausruhen und Fasten
- Trinken Sie einige Male am Tag dünnes Reiswasser mit Zitronensaft oder mit etwas geschlagenem Joghurt.
- Nach dem Aufhören des Durchfalls noch einige Tage sehr vorsichtig mit dem Essen sein, bis der Magen sich gesund fühlt.
- Reis mit Joghurt, Zitrone oder Gemüse; Obst oder Zwieback mit wenig Butter.
- Bananen, die innen bräunlich und weich sind, mit etwas Zucker oder besser Rohrzucker mischen.
- Während der ganzen Zeit schwarzen Tee nur bei starkem Verlangen trinken, sonst unterdrückt er den Reinigungsprozeß. Wenn Sie etwas Warmes trinken wollen, sind Reistrunk oder Kräutertee (z.B. Nierentee) heilsam.

Rezept

Reisschleimsuppe: Geben Sie eine Handvoll Reis auf ca. 1 Liter leicht gesalzenes Wasser und lassen Sie es kochen. Wenn der Reis fast gar ist, sieben Sie ihn ab. Einige Minze- oder Korianderblätter, die letzten 15–30 Sekunden mitgekocht, spenden die nötigen Vitamine.
Je nach Wunsch warm oder kalt langsam trinken.

Homöopathische Prophylaxe:

Durchfall
Prophylaxe

- Durch MALARIA OFFICINALIS, MALARIA TROPICA oder MALARIA CO sind Sie auch vor Magen-Darm-Erkrankungen geschützt.
- Für Reisende, die nicht in Malariagebiete fahren, ist OKOUBAKA oder die SOLAR-PLEXUS ESSENZ als unspezifischer Schutz empfehlenswert.

Dosierung: OKOUBAKA D 1- D 6, 2 x tägl. 5 Tropfen oder die SOLARPLEXUS ESSENZ, 1 x 2 Tropfen, $^1/_2$ Stunde vor dem Essen.

Homöopathische Behandlung

Homöopathische Behandlung:
Mit den folgenden drei Mitteln werden Sie die meisten Fälle abdecken können und eine rasche Heilung erreichen. Verabreichen Sie nicht voreilig irgendein Mittel! Nehmen Sie sich Zeit, überprüfen und beobachten Sie den Zustand, bis Sie Klarheit bekommen. Wiederholen Sie das angezeigte Mittel nach jedem Durchfall, und wenn ein Rückfall droht.

dramatischer Beginn

- **ARSENICUM ALBUM** C 200
  Bei dramatischem Krankheitsbeginn, raschem Sinken der Kräfte, viel Angst und Unruhe. Wirkt das Mittel nur auf die Entkräftung und die Durchfälle werden nicht bald besser, brauchen Sie ein Folgemittel.

Ernährungsfehler

- **NUX VOMICA** C 200
  Es kommt besonders dann in Frage, wenn zu viel, zu schwer und durcheinander gegessen wurde. Vielleicht wurde beim anfänglichen Durchfall nicht aufgepaßt, und er verschlimmerte sich. Der Kranke friert, besonders beim Stuhlgang. Der Stuhldrang ist sehr schmerzhaft, ein einziger Krampf. Es drängt wahnsinnig, und der Schmerz nimmt zu, aber es kommt anfänglich zu keiner Entleerung. Der Kranke droht vor Schmerzen ohnmächtig zu werden. Die Entleerung an sich ist dann eine große Erleichterung, aber es kommt immer nur eine kleine Menge. Bald beginnt der nächste Krampf.

Schmerzen vor Stuhlgang

- **MERCURIUS CORROSIVUS** C 200
  Es hat ähnliche Schmerzen wie NUX VOMICA. Der Unterschied ist, daß es bei diesem

Zustand nach der Entleerung noch mehr drängt und krampft, so daß der Kranke erbärmliche Laute von sich gibt. Meist besteht großer Durst auf Eiskaltes. Manchmal will der Kranke trotz Durstgefühl nichts trinken; gelb-weißlich belegte Zunge.

- **SULFUR** C 200
  Zwei Gaben in 12-24stündigem Abstand als Abschlußbehandlung, besonders nach ARSENICUM ALBUM, aber auch wenn Schwäche, Lust- und Appetitlosigkeit bestehen.

als Abschluß

Amöbenruhr

Schleim und Blut zeigen sich als akute Symptome. Treffen Sie dieselben Maßnahmen wie bei Durchfall, außer zur Mangozeit, dann ganz reife Saftmangos (weniger Fleischmangos) mit warmer, verdünnter Milch essen.

- MERCURIUS SULFURICUM C 200 bei gelbgrüner Zunge. Weitere Mittel siehe oben.

Lagerdurchfall

- ALSTONIA SCHOLARIS D 2 - 3, eine Gabe nach jedem Durchfall, der durch schlechtes Wasser ausgelöst wurde.

Eine kleine Menge *Ingwer,* mit Rohrzucker als Tee gekocht, hilft, wenn das Mittel nicht vorhanden ist. Der Ingwertee kann auch zusätzlich zum Mittel getrunken werden.

VIII. WURMBEFALL

Wenn Sie einigermaßen scharf gewürzt essen, dann sind Sie zum größten Teil vor den meisten Würmern geschützt. Manche ziehen es vor, nach dem Abendessen ein Glas Cola zu trinken, aber wir raten davon ab, dies zu einer Gewohnheit werden zu lassen. Auch bestimmte Enzyme in Papayas und Ananas stabilisieren die Verdauungsorgane und wirken entzündungshemmend. Die Eingeborenen kauen z.B. prophylaktisch Okoubakarinde.

Wurm Prophylaxe

Sie können OKOUBAKA D 1, 2 x 5 Tropfen, 1/2 Std. vor den Mahlzeiten auf etwas Wasser prophylaktisch zu sich nehmen (siehe *Homöopathischer Ratgeber HR 16 „Mensch und Tier"*).

Filarien

Übertragung

Die 5-10 cm langen Rundwürmer leben in Lymphgefäßen. Die Larven im Blut werden durch Insekten, vor allem Mücken, aufgesogen und auf andere Menschen übertragen. Eine direkte Ansteckung von Mensch zu Mensch ist nicht möglich. Leichte Infektionen sind häufig nur durch Blutuntersuchungen (Eosinophilie) zu diagnostizieren, da sie sonst keine Symptome zeigen. Meist erkranken Einheimische oder Menschen, die sich lange im Endemiegebiet aufhalten. Die Filarien führen zu Entzündungen in den Lymphgefäßen und im Bindegewebe. Wenn über die Jahre die Filarien dann absterben, kommt es zu Lymphbahnstauungen, wobei sich die Extremitäten vergrößern können (Elephantiasis).

Entzündung der Lymphgefäße

Knöchelödeme

- Der Verzehr von *grünem* und *rotem Chili* beugt Filarienbefall vor, wobei der grüne zu bevorzugen ist.

Homöopathische Behandlung

- GRAPHITES D 3, 3x täglich, bietet bei Elephantiasis in vielen Fällen eine große Hilfe. Die eigentliche Behandlung sollte einem Homöopathen überlassen werden.
- *Diät* Eine vierwöchige Mango-Diät hat sich als sehr wertvoll erwiesen: Zweimal täglich essen Sie sich mit Saftmangos satt und trinken danach eine kleine Menge Milch. Beachten Sie die Anweisungen auf Seite 44f.

Bilharzien (Pärchenegel) - Schistosomosia

Die Bilharziose ist sehr hartnäckig, und in den späteren Stadien kann sie nur eine sachgemäße konstitutionelle homöopathische Behandlung davon befreien.

Übertragung

Die Krankheit tritt nur in den Tropen und Subtropen auf, da nur dort eine bestimmte Süßwasserschnecke als Zwischenwirt vorkommt. Eine direkte Übertragung der Pärchenegel ist nicht möglich. Die Larven bohren sich beim Aufenthalt in verseuchtem Wasser durch die unverletzte Haut, wobei es innerhalb von 24 Stunden zu Juckreiz an der Eintrittsstelle kommt. Sie gelangen über den Blutweg in die Leber und nach einigen Wochen in die Venen des Unterleibes.

Juckreiz

Verlauf

Die akute Phase tritt nach 3-12 Wochen mit Fieber und Nesselausschlag ein. Je nach Stärke des Befalls treten folgende Komplikationen auf: Störungen der Gefäßregulation, Bronchitis, schwere Lungenentzündung mit blutigem Auswurf. Bei Einheimischen kann diese Phase unerkannt verlaufen.

Komplikationen

Die chronische Phase beginnt frühestens 30-90 Tage nach der Infektion.

Es gibt drei verschiedene Arten von Bilharziose, die jeweils besondere Mittel benötigen. Die Anfangsstadien ähneln sich sehr. Danach kommen die Spätschäden mit Organbe-

Spätschäden

fall: Blasenbilharziose; Darmbilharziose und ostasiatische Leberbilharziose.

Diät

Wenn Sie sich drei Wochen lang streng an die folgende Diät halten, haben Sie sehr hohe Chancen, die Parasiten beim akuten Befall zu beseitigen:

- Rohe grüne Papaya, klein geschnitten, mit viel Wasser kochen, mäßig salzen und zweimal am Tag mit Reis verzehren. Nach drei Wochen langsam andere leichte Kost einbauen.
- Nur Wasser trinken.

Homöopathische Behandlung

- SULFUR C 30 anfänglich, 3x täglich über zwei Wochen nehmen, danach
- CALCIUM CARBONICUM C 30, 2x täglich. eine Woche lang.
- Die BILHARZIOSE NOSODE C 200, alle 3-7 Tage, über viele Wochen und Monate gegeben, kann grundsätzlich das Allgemeinbefinden sehr verbessern und die Krankheit manchmal ausheilen.

X. HAUTKRANKHEITEN

Stiche unbekannter Ursache
Die Pickel sehen aus wie Insektenstiche und jucken sehr stark. Dies ist eine weit verbreitete Plage in den Tropen. Die befallenen Personen wissen nicht, ob es sich um einen Ausschlag oder Insektenstiche handelt.

Eine Reisende, die uns darauf aufmerksam machte, behandelte erfolgreich mit LEDUM. Diese Stiche/Pickel traten alle paar Wochen auf. Ledum wurde jedesmal wiederholt. Dadurch gingen die Häufigkeit des Auftretens und die Anzahl der Stiche kontinuierlich zurück. Auch die MOORFEE ESSENZ ist hilfreich.

Sonnenallergie - Hitzepickel

Dieses Problem kann im Sommer bei trockener Hitze auftreten, vor allem an den unbedeckten Körperteilen. Der Juckreiz kann extrem heftig sein. Durch das stetig größer werdende Ozonloch und die zunehmende UV-Strahlung hat sich die Schädigung durch Sonnenstrahlen in den letzten Jahren sehr erhöht. Besonders Australien ist gefährdet (siehe auch Sonnenbrand/-stich S. 46f.)

Prophylaxe

- **SOL** C 200 oder/und die **SOLARPLEXUS ESSENZ**, eine Gabe täglich, schützen vor schädlichen Auswirkungen der Sonne.

Homöopathische Behandlung

- **NATRIUM MURIATICUM** hat sich nach unserer Erfahrung als das wichtigste Mittel bei Hitzepickeln herausgestellt.
  Dosierung: C 200 eine Gabe, alle 2–6 Std. (je nach Intensität), bis eine deutliche Besserung eintritt.

- Eine Salbe mit **NATRIUM MURIATICUM D 6** oder **CALENDULA** kann hilfreich sein.

Superinfektion der Hitzepickel

- **RHUS VENENATA**
  Wenn die meist sehr großen Pickel schwärzlich werden oder schwärzliche Krusten bilden, dann hilft RHUS-VENENATA.
  Dosierung: C 200 eine Gabe, alle 2–6 Std. (je nach Intensität), bis eine deutliche Besserung eintritt.

- **SOL - potenziertes Sonnenlicht**
  Bei hartnäckigen Fällen ist SOL oft sehr hilfreich. Diese Personen vertragen die Sonne im allgemeinen schlecht. Wir erlebten einmal, wie SOL bei einem Sonnenbrand hilfreiche Dienste leisten konnte, als die üblichen Anwendungen nicht halfen. Ferner heilt es chronische Folgen von Sonnenstich oder zu langem Aufenthalt in der Sonne.
  Dosierung: C 200, 2–3 x täglich.

- Die **ZELL-ESSENZ**, äußerlich oder als **ZELL-SALBE SPEZIAL** aufgetragen, hilft bei Verbrennungen durch die Sonne, d.h. bei starkem Sonnenbrand, der die Haut schwarz werden lässt. Bitte nicht die normale ZELLSALBE verwenden, sie brennt auf offenen Wunden.

Eine Superinfektion der Pickel entsteht meist durch Staphylokokken. Wenn keine Eiterbildung vorhanden ist, sollten die oben genannten Mittel, vor allem NAT-M., ausreichen.

- Ansonsten hilft **STAPHYLOCOCCIN**
  C 200, 2 x täglich, meist rasch.

- Die **ZELL-ESSENZ** äußerlich auftragen und 2x täglich 2 Tropfen einnehmen.

Pilzinfektion

Eine Pilzinfektion der Haut geht mit Rötung, Schmerzen, Wundheitsgefühl und Juckreiz einher. Es können auch Risse entstehen.

Naturheilkundliche Behandlung: Grapefruitkernöl

Ein relativ neues, aber gut bewährtes Mittel gegen Pilze ist der *„Grapefruit-Kern-Extrakt"*. Es gibt ihn inzwischen auch als Tabletten, Creme, Zahngel usw.

Sie können ihn jedoch zur Not selber aus dem Grapefruitkern gewinnen. Die Kerne müssen gut zermahlen werden. Für die äußerliche Anwendung wird der Extrakt mit einem Pflanzenöl 1:1 vermischt. Für die innerliche Einnahme die zermahlenen Kerne mit Wasser mischen und durchsieben. Normaldosis: 2–3 mal am Tag 10-14 Tropfen des Extrakts mit viel Wasser (mind. 100 ml) verdünnen. Es kann aber ohne weiteres auch gleich höher dosiert werden. Sie können dadurch Heilreaktionen bekommen, aber keinen Schaden erleiden. Meiden Sie bei Pilzinfektionen Süßes sowie u.a. Hefe, Essig und Alkohol. Sie können auch das Weiße im Inneren der Grapefruit-Schale verzehren. Bei Zitrusfruchtallergie bzw. Unverträglichkeit fangen Sie mit etwa vier Tropfen an. Der Grapefruit-Kern-Extrakt baut auch das Immunsystem auf und hilft bei vielen anderen Krankheiten, v.a. des Magen-Darm-Traktes. Es gibt vielfache Literatur darüber.

Homöopathische Behandlung

- **ARSENICUM ALBUM** C 200
  Warm waschen lindert die Symptome.

- **CALCIUM CARBONICUM** C 200
  Wenn der Juckreiz unerträglich ist; möglicherweise besteht ein Verlangen nach Milchprodukten.

- **NITRICUM ACIDUM** C 200
  Wenn die Risse sehr schmerzhaft sind.

- **THUJA** C 200
  Wenn der Schweiß an den Genitalien scharf-süßlich riecht.
  Dosierung: Die obigen Mittel werden in der C 200 2–3x täglich gegeben.

Mückenschutz
Prophylaxe

Leishmaniose

Erreger

Die Leishmaniasen oder Leishmaniosen werden durch die gleichnamigen Parasiten (nach dem brit. Pathologen und Tropenarzt Sir W.B. Leishman benannt) verursacht.

Die Parasiten werden durch Sandmücken übertragen.

Geschwüre

Alle Arten dieser Krankheit verursachen mehr oder weniger Geschwüre. Diese haben unterschiedliche Heilungstendenzen. Es gibt vier Hauptformen:

1. *Kutane Leishmaniose* (Hautleishmaniase, Orientbeule). Verbreitung: Südeuropa, Vorderer Orient und Asien. Prognose gut.
2. *Mukokutane Leishmaniose Südamerikas* (Espundia). Hier ist auch die Schleimhaut betroffen. Geringe Heilungstendenz
3. *Kutane Leishmaniose Südamerikas* (Chiclero-Ulcus). Sie ist auf die Ohrmuschel beschränkt. Bessere Heilungschancen.
4. *Viszerale Leishmaniose* (Kala-Azar) Befall der Organe. Verbreitung: Asien (v.a. Indien), Afrika, Südamerika. Verlauf ohne Behandlung fast immer tödlich.

Die Behandlung von Kala Azar sollte wirklich ein Homöopath machen. Die unten genannten Mittel sind jedoch wertvoll.

Äußerlich: *Enzianwurzeltinktur* auftragen

- **HYDROCOTYLE ASIATICA**
  Kommt bei der Orientbeule in Frage.
  Im Anfangsstadium D 6, später D 1.
  Dosierung: 3 x tägl. 5 Tropfen mit Wasser

- **ARSENICUM ALBUM C 200**
  Sehr faulige Geschwüre mit dünnem Sekret, v.a. bei Espundia.
  Dosierung: 1 x täglich 2 Tropfen

- **ARSENICUM JODATUM C 200**
  Wenn die Zerstörung sehr intensiv ist.
  Dosierung: 1 x täglich 2 Tropfen

- **GUARANA C 200**
  Ocker-rote Farbe des Ulcus. Soll bei Chiclero-Ulcus hilfreich sein.
  Dosierung: 1 x täglich 2 Tropfen

- **MEDORRHINUM**
  Wenn bei Chiclero-Ulcus GUARANA nicht ausheilt oder hilft.
  Dosierung: siehe TUBERCULINUM BOV.

- **THUJA C 200**
  THUJA folgt MEDORRHINUM und TUBERCULINUM gut, wenn diese nicht weiter helfen.
  Dosierung: 1 x täglich 2 Tropfen

- **TUBERCULINUM BOVINUM C 200**
  In den Anfangsstadien verabreicht, heilt es allein oder zusammen mit anderen Mitteln die Leishmaniose oft aus.
  Dosierung: Je nach Schwere der Krankheit alle 3-7 Tage eine Gabe der C 200.

- **HYDRASTIS D 3**
  Begleitet TUB-BOV. gut, wenn der Appetit schlecht ist und der Kranke abmagert.
  Dosierung: 3 x täglich 5 Tropfen

- **CARBOLICUM ACIDUM C 200**
  Wenn Arsen nicht bald eine positive Wirkung zeigt; faulige Geschwüre; Harn sehr dunkel; ausgeprägte Müdigkeit und Erschöpfung.
  Dosierung: 1 x täglich 2 Tropfen

Furunkel (engl. boils)

Homöopathische Behandlung

- **ARNICA**
  Viele kleine Furunkel; nach größeren körperlichen Strapazen; eventuell Wundheitsgefühl.
  Dosierung: C 200, 2x tägl. eine Gabe.

- **BELLIS PERENNIS**
  Sehr berührungsempfindlich, wie wund überall; es schmerzt wie zerschlagen. Allgemeinbefinden meist stark betroffen; es können pralle Venen vorhanden sein mit Wundheitsgefühl.
  Dosierung: C 200, 2x täglich.

- **CALCIUM PICRATA**
  Wiederkehrende bzw. chronische Furunkel, v.a. an Stellen, wo wenig Muskeln vorkommen, wie Schienbein, im Gehörgang usw.
  Dosierung: D 3 – D 6, 3 x täglich.

- **ICHTHYOLUM**
  Gehäuft auftretende Furunkel, begünstigt durch größeren Konsum von alkoholischen Getränken; oft besteht Übelkeit, jedoch ist der Appetit in der Regel gut, sogar groß.
  Dosierung: D 3 – D 12, 2 x täglich.

- **HEPAR SULFURIS**
  Meist sehr große und sehr schmerzhafte Furunkel; reifen sehr langsam.
  Dosierung: C 200, 2x täglich.

- **SILICEA**
  Furunkel, die stark eitern und stinken; Haut zart, blaß, wächsern; geschwollene Lymphknoten.
  Dosierung: C 200, 2 x täglich.

- **SULFUR**
  Viele Furunkel zusammen oder ein Furunkel folgt dem nächsten, auch wenn die anderen Mittel nicht ganz ausheilen. Wenn SULFUR nicht hilft, ist TUBERCULINUM angezeigt.
  Dosierung: C 200, 2x täglich.

- **GUNPOWDER**
  Wenn das Allgemeinbefinden sehr angeschlagen ist und eine Blutvergiftung drohen könnte.
  Dosierung: D3-D12, 3x tägl. 3 Tropfen.

Bewährt hat sich auch die

- **ZELL-ESSENZ**
  3x täglich äußerlich auftragen und innerlich 1–2 Tropfen einnehmen.

XI. ERKÄLTUNGEN IN WARM-FEUCHTEM KLIMA

Ausführliche Behandlungsvorschläge finden Sie in unseren Büchern „Selbstheilung durch Homöopathie", „Kinder mit Homöopathie behandeln", Hom. Ratgeber HR 5 „Erkältungskrankheiten".

Erkältungs-Prophylaxe

- **KELCH DES LEBENS**
  Diese Chakrablüten Essenz stärkt allgemein das Immunsystem und schützt so vor Infekten der Atmungs- und Verdauungsorgane.
  Dosierung: 1x1 Tropfen täglich. Im Erkältungsfall 3x täglich 1–2 Tropfen.

Homöopathische Behandlung

Verwenden Sie bei einer Erkältung in feuchtwarmem Klima folgende Mittel:

- *Dosierung:* C 200, 1–3x täglich.

- **CARBO VEGETABILIS**
  Der Kopf ist richtig zu; man fühlt sich schlapp, energielos, lustlos; vielleicht Folge von üppigem, reichlichem Essen.

- **GELSEMIUM**
  Der Kopf ist so schwer, kann die Augen kaum aufhalten; betäubende Kopfschmerzen, besonders vom Nacken ausgehend.

- **JODUM**
  Fließschnupfen, meist wundmachend; heiße, wäßrige Absonderung (später dick, gelb) mit Hitze der Haut (eine unangenehme Wärmeempfindung); Schmerz an der Nasenwurzel und über den Augen; Nase kann später sehr voll und verstopft sein.

- **KALIUM BICHROMICUM**
  Die Absonderung wird bald dick, zäh, fadenziehend; Nase an der Wurzel ver-

stopft, teilweise schmerzhaft; viel Trockenheit und feste Krusten in der Nase, die schwer zu lösen sind.

- **NATRIUM MURIATICUM**
  Starker Fließschnupfen mit viel Niesen; wenn das Sekret dicker wird, sieht es wie Eiweiß aus; Geschmackssinn gestört.

- **NATRIUM SULFURICUM**
  Fließschnupfen mit Niesen, bald grün-gelb bis grün (Sekret wird im Taschentuch noch grüner); Nase zu mit Trockenheit und Brennen; ein großes Schlappheitsgefühl ist manchmal vorhanden.

Antibiotika, Sulfonamide etc. ausleiten
Müssen Sie sich trotz aller naturheilkundlichen Bemühungen einer schulmedizinischen Behandlung unterziehen, gehen Sie folgendermaßen vor: Speziell nach Antibiotika und Antimykotika muß die Darmflora aufgebaut werden. Nehmen Sie Sauermilchprodukte und Milchsäurevergorenes zu sich. Meiden Sie Hartkäse und Milch. Auch der Grapefruit-Kern-Extrakt hat sich als wertvoll erwiesen.

- **SULFUR C 200**, eine Woche bis zehn Tage lang 1 x täglich eine Gabe.

- Nach *chininhaltigen Malariamitteln* zusätzlich **NATRIUM MURIATICUM**, D 3, 3x täglich 1–3 Wochen lang 5 Tropfen.

- Die **LEBERCHAKRA ESSENZ**, 2 x 2 Tropfen, unterstützt die Leber bei der Entgiftung.

- Die **SOLARPLEXUS ESSENZ**, 2 x 2 Tropfen für eine Woche, wirkt über das Sonnengeflecht harmonisierend auf den Darm.

XII. INSEKTEN UND UNGEZIEFER

Schutz vor Mücken

Mücken können eine große Belästigung sein, gerade abends, wenn Sie gemütlich draussen sitzen. Ein rauchendes Feuer vertreibt die Quälgeister, und das Schlafen im Leinenschlafsack hält Insekten und Tiere fern. In vielen Gebieten müssen Sie unbedingt unter einem Moskitonetz mit feinen Maschen schlafen. Größere Maschen halten zwar die Mücken fern, aber die winzigeren Tiere, wie Leishmanien, nicht.

Moskitonetz

helle Kleidung, die den Körper bedeckt

Verwenden Sie keine Insektenvernichtungsmittel. Schon das Aufhängen von Insektenstreifen zum Abtöten von Fliegen und Mücken oder mit Insektiziden (DEET) imprägnierte Moskitonetze können schwere gesundheitliche Folgen für Säuglinge und Kleinkinder haben. Bei häufigem Einsatz in Schlafräumen ist bei Kindern später ganz eindeutig ein signifikanter Anstieg von Leukämie, Hirntumoren, Non-Hodgkinschem Lymphdrüsenkrebs und Weichteilkrebs zu verzeichnen. Der belgische Krebsforscher Eric Pluygers weist darauf hin, daß die von Pestiziden ausgehende Krebsgefahr eindeutig unterschätzt wird.

Krebsgefahr durch Insektizide

Mücken
Prophylaxe

Jahrelange Versuche mit homöopathischen Mitteln von Dr. Trexler, Pennsylvania, haben gezeigt, daß STAPHISAGRIA das wirksamste homöopathische Mittel gegen Mücken ist.

Wenn Sie sich in Gegenden aufhalten, wo es reichlich Mücken gibt, dann sollten Sie dieses Mittel zu sich nehmen.

- **STAPHISAGRIA D 3 - 4**, 1–2 x täglich.

In diesem Zeitraum sollten Sie kein anderes homöopathisches Mittel nehmen - außer im Notfall. Sie sollten, nach Dr. Trexler, Ihre konstitutionelle Behandlung abbrechen. Auf Reisen sollten Sie generell wegen der veränderten Verhältnisse mit der laufenden homöopathischen Mitteleinnahme pausieren. STAPHISAGRIA hilft nicht, wenn Sie in den letzten drei Monaten Allopathika zu sich genommen haben, besonders Antibiotika und Sulfonamide, oder eine allergische Reaktion auf ein Medikament gehabt haben. Zuviel Fleischgenuß kann die Wirkung ebenfalls beeinträchtigen.

Wenn Sie zu besagtem Personenkreis gehören, empfiehlt sich für Sie die äußere Anwendung, die aber vergleichsweise zu dem inneren Schutz nicht so wirksam ist.

Ein anderes Mittel, das gute Resultate gezeigt hat, ist BERBERIS D 3–4. Wenn Staphisagria nicht hilft, können Sie auch die MOORFEE ESSENZ anwenden.

Äußerliche Anwendung homöopathischer Mittel:
Lösen Sie einige Kügelchen des Mittels in einer Tasse Wasser oder in etwas Öl auf (z.B. Olivenöl) und tragen Sie es auf die Haut auf. Mit homöopathischen Tropfen oder Pulver verfahren Sie genauso.

Insektenstiche

Wenn Sie von Mücken oder anderen Insekten gestochen worden sind und der Stich nach dem Kratzen noch heftiger juckt und brennt, lindern einige Gaben LEDUM C 200 sowie Umschläge damit oder mit der MOORFEE ESSENZ die Qualen. (Siehe Malaria, Japanische Enzephalitis, Filariose und Endemische Polyarthritis).

Befall von „Kritschi"

Kritschi sind kleine, ca. 0,5 cm große, raupenartige, orange-schwarz gestreifte, fliegende Insekten, die sich gern unter Lampen aufhalten. Wenn man sie von sich wegstreift, scheiden sie eine Säure aus. Als Folge bilden sich riesengroße Blasen. Es sieht wie eine Verbrennung aus. Folgende Mittel kommen in Frage: ARSEN, MERC., RHUS TOX. und SULFUR. Einen gewissen Schutz und Linderung bietet die MOORFEE ESSENZ.

Flöhe

Wenn Sie von Flöhen gestochen werden, nehmen Sie innerlich PULEX C 200 oder die MOORFEE ESSENZ und geben Sie beides äußerlich auf die Stiche. LEDUM kann auch in Frage kommen.

Wanzen

mit Salzlösung Bettgestell säubern

Um zu verhindern, daß sich Wanzen einnisten, müssen Matratzen und Bettgestell mindestens 1x monatlich an der Sonne gelüftet werden. Wenn sich das Ungeziefer erst einmal eingenistet hat, gießt man eine konzentrierte Salzlösung in die Ritzen der Bettgestelle. (Siehe auch unter Chagas-Krankheit.)

Läuse

Wie bei allen anderen Krankheiten sind auch immer nur bestimmte Menschen für einen Läusebefall prädisponiert. Manche Menschen können sich trotz starker Sauberkeitsvorkehrungen und giftiger Insektenschutzsalben nicht vor Läusen retten. Hier ist eine konstitutionelle homöopathische Behandlung notwendig.

Homöopathische Behandlung

- TUBERCULINUM BOVINUM C 200 ist hilfreich bei Kopflausbefall. 2 Gaben im Abstand von einer Woche, stärken die Konstitution, so daß die Läuse keinen Nährboden mehr finden.
- Falls das nicht ausreicht, PEDICULUS C 200, 1x täglich für eine Woche geben.

Sie müssen natürlich die Läuse entfernen. Geben Sie Essig auf die Kopfhaut und lassen

Sie ihn ca. 1/2 Stunde einwirken. Danach Haare waschen, mit Lavendelöl und 5–8 Tropfen MOORFEE ESSENZ spülen. Die Haare gründlich mit einem feinzinkigen Kamm durchkämmen.

- Bei Genitallausbefall brauchen Sie STAPHISAGRIA C 200, 1x täglich, eine Woche lang.

Genitalläuse

Krätzemilben

Bei Krätzemilbenbefall sollten Sie die folgende Behandlung so bald wie möglich anfangen, bevor die Milben konstitutionelle Komplikationen hervorrufen und die Behandlung langwierig wird. In dem Fall kann nur ein Homöopath Ihnen weiterhelfen.

Homöopathische Behandlung

Nehmen Sie 2x tägl. eine Gabe PSORINUM C 200, eine Woche lang. Sind nach acht Tagen noch Symptome vorhanden sind, dann nehmen Sie eine Woche lang 1x täglich eine Gabe. Wenn es danach noch nicht ausgeheilt ist, wenden Sie sich an einen Homöopathen. (Siehe auch unter Tsutsugamushi-Krankheit)

Je nach Disposition werden bei Ihnen konstitutionelle Symptome auftreten. Sie müssen diese kurz aufflammenden Symptome in Kauf nehmen und das Mittel weiternehmen. Durch die homöopathische Therapie werden die Milben nicht wie durch ein Gift direkt getötet, sondern es wird ihnen der Nährboden entzogen. Der Organismus lernt, sie abzuwehren.

Diät

Um den Heilungsprozeß zu fördern und die aufflammenden konstitutionellen Symptome minimal zu halten, sollten Sie folgende Maßnahmen ergreifen:

Lassen Sie Fleisch, Fisch, Eier, Süßes gänzlich weg und reduzieren Sie Milch, Milchprodukte und Getreide. Essen Sie hauptsächlich Gemüse und Obst. Verwenden Sie wenig Salz und Pfeffer, sonst keine anderen Gewürze.

Grasmilben

Sie leben in den gemäßigten Breitengraden und tropischen Urwaldgebieten, wo sie sehr gefährlich sind. Als Folge der Stiche stellen sich Erbrechen, Durchfall, qualvoller Juckreiz und sinkende Körpertemperatur ein. Die Krankheit kann tödlich enden. Sie wird auch der kalte Tod genannt, da der Mensch ganz kalt wird. (Siehe auch unter Tsutsugamushi-Krankheit)

- LEDUM C 200, alle 1–2 Stunden. Damit können Sie auch gefährliche Zustände sehr gut in den Griff bekommen.
  Sollte der Körper in einen Kollapszustand geraten und ganz kalt werden, geben Sie
- VERATRUM ALBUM C 200 alle 10 bis 15 Minuten.
- APIS C 200, bei lästigem brennend-stechendem Juckreiz.

Eine ungefährliche, aber lästige Abart dieser Grasmilbe gibt es auch hier in Europa.

- Den Juckreiz infolge der Stiche können Sie meist auch mit LEDUM C 200 behandeln. 1–2x täglich innerlich und mehrfach täglich äußerlich auf die Wunden.
- Zur Abwehr und bei Juckreiz hat sich die MOORFEE ESSENZ als hilfreich erwiesen. Innerlich und äußerlich 2 x 2 Tropfen.

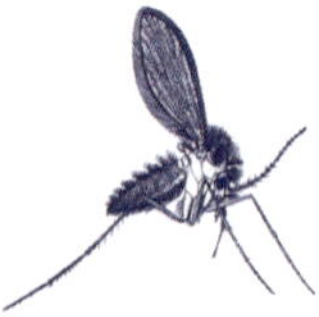

Sandfloh (phlebotomus papatasil)

Sandflöhe

Der Sandfloh dringt in der Regel in die Fußsohle ein, besonders an den Zehen. Nach einigen Tagen bildet sich ein kleines Knötchen mit einer Öffnung in der Mitte, in der man den Floh gelegentlich noch sieht. Es kommt zu Juckreiz. Pusteln, Furunkel und Schmerzen sind die Folgen des Kratzens.

Oft werden Sie es schaffen, den Floh samt Eisack mit einem angespitzten Holzstab zu entfernen. Sollte der Eisack platzen (es passiert leicht beim Benutzen einer Nadel oder Pinzette), dann die Eier herausschaben.

Entfernen mit Holzstäbchen

Lassen Sie sich daher am besten von darin erfahrenen Einheimischen die Sandflöhe entfernen. Andernfalls geben Sie flüssigen Klebstoff oder einen Öltropfen auf die Öffnung. Dadurch stirbt der Floh ab und kann sich nicht mehr mit Blut vollsaugen. Dann können Sie ihn in Ruhe entfernen. Auch durch das Auftragen der MOORFEE ESSENZ kann sich der Floh leichter entfernen lassen.

Die Wunde sollten Sie mit einer Mischung aus Echinacea- und Calendula-Urtinktur oder der MOORFEE ESSENZ immer wieder abtupfen.

Homöopathische Behandlung

- Sollte es zu einer Infektion kommen, hilft GUNPOWDER D 3 - D 12 (Seite 36).

Blutegel
Blutegel vermehren sich bei hoher Luftfeuchtigkeit, z.B. in den Tropen, rasch. Sie befallen den Menschen unbemerkt und saugen sich voll, ohne daß man irgend etwas spürt. Deshalb sollten Sie sich nach einem Spaziergang im Wald oder während der Regenzeit die Beine absuchen, auch wenn Sie hohe Stiefel getragen haben. Blutegel sind mit einer glühenden Zigarette (nur bei großen Blutegeln), dicker Seifenlösung oder Salz leicht zu entfernen. Nicht mit Gewalt abreißen, die Blutung ist schlecht zu stoppen!

Zecken
Zecken beißen sich hartnäckig fest und saugen sich voll. Es ist gefährlich, eine Zecke mit Gewalt herauszureißen, da der Kopf stecken bleiben und dies zu starken Entzündungen führen könnte. Beim Herausziehen darf der

Hinterleib weder gedrückt noch verletzt werden! Drehen Sie die Zecke gegen den Uhrzeigersinn heraus. Die FSME NOSODE und die MOORFEE ESSENZ schützen allgemein vor Zeckenbefall. (Siehe auch S. 108).

Mangofliegen

Die Mangofliege ist in Afrika südlich der Sahara sehr verbreitet. Sie hält sich, wie der Name schon sagt, auf Mangos auf. Im Aussehen ähnelt sie unserer großen Mistfliege. Ihre Eier, die durch Mikroverletzungen in die Haut gelangen, legt sie bevorzugt in feuchte Tücher und Kleidungsstücke. Dort schlüpfen die Larven aus und bohren sich tiefe Gänge ins Unterhautfettgewebe.

Allgemeine Maßnahmen

Alle Kleidungsstücke und Handtücher müssen gebügelt werden, um die Eier abzutöten.

Keine Salben auftragen! Die Larve erstickt, und es kommt zu Eiterungen. Herausschneiden ist zu kompliziert und hinterläßt oft große Narben.

Speckpflaster

Binden Sie ein Stück Speck auf die Haut. Die Larve ernährt sich von Fett und dringt in den Speck ein. Manchmal ist folgende Methode erfolgreicher: Sobald der Stich wie ein kleiner Eiterpickel aussieht und ein schwarzer Punkt zu sehen ist, kann die Larve herausgedrückt werden. Anschließend mit CALENDULA TINKTUR behandeln.

Homöopathische Behandlung

- Bei Infektionen GUNPOWDER D 3 - D 12, 3 x tägl. 3-5 Tr. innerlich. (s. S. 36, 156: 7).

XIII. GIFTIGE TIERE UND TIERBISSE

Hunde- und andere Tierbisse

- Nehmen Sie nach einem Biß in Hände oder Füße einige Gaben LEDUM C 200 in halbstündlichem Abstand, nach einem Biß in die Weichteile ARNICA. Waschen Sie die Wunde mit ECHINACEA Urtinktur aus.
- Wenn Tollwutgefahr besteht, können Sie sich mit 2 Gaben LYSSINUM C 1000 (TOLLWUT NOSODE), im Abstand von 5 Minuten eingenommen, vor dieser Krankheit schützen (siehe auch Ratgeber HR 16 *„Mensch und Tier"*).

Tollwut **Prophylaxe**

Schlangen

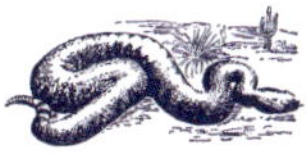

Vergewissern Sie sich, ob der Biß wirklich von einer Schlange stammt, oder ob ein Skorpion, eine Wespe oder ein Dorn die Ursache war. Bei einem Giftschlangenbiß finden Sie immer zwei Einstiche dicht nebeneinander; es zeigt sich schnell eine Rötung, je nach Schlangenart gefolgt von starkem Schmerz oder von allgemeinen Reaktionen. Die Menge des Giftes spielt natürlich eine entscheidende Rolle.

Allgemeine Maßnahmen

Angst und Panik tragen viel mehr zu einem tödlichen Verlauf bei, als man sich vorstellen kann. Behalten Sie einen kühlen Kopf und unternehmen Sie die notwendigen Schritte. Sie können das Gift zum Teil mit dem Mund aussaugen, wenn Sie an der Mundschleimhaut keine wunden Stellen haben. Sie können einen tiefen Schnitt an der Bißstelle machen, wenn Sie ihn sachgemäß ausführen. Dieser Schnitt sollte innerhalb von fünf Minuten gemacht werden, danach hat er wenig Sinn. Legen Sie oberhalb der Bißstelle eine Binde so an, daß der Knoten die Vene abdrückt, die zum Herzen hinführt. Lockern Sie die Binde alle 20 Minuten für 1–2 Minuten.

Jedes Volk und jedes Land hat höchst wirksame natürliche Mittel, die das Schlangengift neutralisieren; aber diese sind nicht allgemein bekannt. Der Vorteil der natürlichen Antidote ist, daß sie unbegrenzt haltbar sind und ohne weiteres mitgenommen werden können; drittens bekommen Sie keine allergischen Reaktionen.

Cedron C30

Schlangengift
Prophylaxe

Sie können die Mittel als Pulver, als Urtinktur oder *Cedron* als Samen in manchen Reiseländern erhalten.

Sie werden nicht nur äußerlich auf die Wunde gegeben, sondern auch innerlich eingenommen. 5-15 Tropfen alle 10-15 Minuten. Bei *Indigo* nehmen Sie nur 5 Tropfen auf einmal. *Cedronsamen* können Sie kauen und dann auf die Wunde legen. *Golondrina* und *Indigo* können Sie auch gegen Schlangengift immun machen. Wenn Sie mit einem Tropfen täglich auf etwas Wasser anfangen und ca. alle 3-4 Wochen die Dosis erhöhen, dann soll der Körper in 5-6 Monaten immun sein.

Schlangengegengifte

1. LYCOPUS VIRGINICUS – Bugleweed, Virginia horehound genannt.
2. EUPHORBIA POLYCARPA* – Golondrina genannt.
3. GUACO* – Mikania oder Climbing Hemp Weed genannt.
4. INDIGO – ein blauer Farbstoff.
5. SIMARUBA FERROGINEA* – Cedronsamen – Rattlesnake bean genannt.

** nicht in Apotheken erhältlich*

Täglich eine ganz kleine Menge Schlangengift einspritzen und langsam die Dosis erhöhen, macht nach einer Weile immun.

Homöopathische
Behandlung

- Nehmen Sie anfangs alle 15-20 Minuten eine Gabe ARSENICUM ALBUM C 200.
- Falls Herzsymptome auftreten, nehmen Sie alle 1–2 Stunden oder nach Bedarf eine Gabe LACHESIS C 200.
- Wenn Sie während der Vergiftung keine homöopathischen Mittel nehmen konnten

und hinterher eine Schwäche übrig bleibt, nehmen Sie 3x täglich ARSENICUM ALBUM C 200.

- Bei zurückbleibender Herzsymptomatik LACHESIS C 200, 3x täglich.

Skorpione, Spinnen, Taranteln usw.

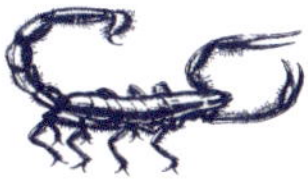

Hier ist zu prüfen, ob es wirklich ein Skorpion usw. war. Die Symptome werden rasch deutlich - es tut meist höllisch weh, und ganz bedrohliche Symptome können auftreten, besonders bei Kindern. Viele von den oben genannten Schlangenmitteln, z. B. LYCOPUS und CEDRON, helfen genauso gut bei Bissen von anderen giftigen Tieren.

Homöopathische Behandlung

- Geben Sie als erstes SCORPIO C 200, je nach Bedarf alle 15-30 Minuten.
- Wenn gefährliche Symptome auftreten, wie bei Schlangenbiß mit ARSENICUM ALBUM und LACHESIS behandeln.
- NATRIUM MURIATICUM D 2–3, sogar pures Kochsalz auf dem Stich hilft auch. Mit ein paar Tropfen Wasser eine dickliche Paste anrühren und auf den Stich auftragen. Auch hilfreich z.B. bei Bienenstichen.
- Die MOORFEE ESSENZ, äußerlich auftragen und einen Tropfen eingenommen, ist hilfreich bei Bissen von giftigen Spinnen wie der Schwarzen Witwe. Nach Bedarf wiederholen.

Spinnen

Spinnenbisse sind meist harmlos und brauchen keine spezielle Behandlung. Die Mittel unter Kritschi (Seite 139) reichen in der Regel aus. Sollten schwerere Symptome entstehen, dann entsprechend der Symptome behandeln, wie unten beschrieben oder unter den Informationen zu Schwarze Witwe und Grasmilben (Seite 142, 148).

Schwarze Witwe

Der Biß einer schwarzen Witwe muß gar nicht gefährlich sein. Es wird sogar diskutiert, ob überhaupt eine Gefahr besteht. Empfindliche Personen können jedoch sehr darunter leiden und sogar sterben. Anfänglich fühlt sich der Biß an wie ein Dornenstich. Zwei winzige rote Bißstellen, zunächst umgeben von einem blassen Bereich und später gerötet, können sichtbar sein. Es folgen Schwellung, Brennen und die Rötung breitet sich aus. In der Regel wird alles nach drei bis fünf Tagen in Ordnung sein. Im Normalfall empfiehlt es sich, die folgenden allgemeinen Behandlungsrichtlinien bei harmlosen Spinnen zu befolgen.

Bei sensiblen Personen kann jedoch das Nervengift viel schlimmere Symptome hervorrufen. Diese schweren neurotoxischen Symptome entwickeln sich innerhalb von einer halben Stunde bis hin zu zwei Stunden: Starke Muskelschmerzen und -krämpfe, hauptsächlich an Rücken, Schultern, Bauch und Oberschenkeln. Auch Fieber, Schüttelfrost mit Schweißausbrüchen und Schwäche treten ein. Undeutliche, lallende Sprache, Kopfschmerzen, Übelkeit und Erbrechen. Der Blutdruck steigt, der Atem wird erschwert und es kommt zu Konvulsionen. Der Patient hat grosse Angst. Hautauschlag, Juckreiz und Augenschwellung sind zustätzliche Symptome.

Homöopathische Behandlung

Das wichtigste Mittel ist ARSENICUM ALBUM, da große Angst miteinhergeht, besonders wenn Schüttelfrost, Fieber und Atemnot begleiten. Geben Sie die C 200 alle 15 bis 30 Minuten. Später, wenn die Symptome deutlich nachgelassen haben, vergrößern Sie die Abstände entsprechend.

Sollten die Krämpfe extrem stark sein – Krämpfe sind meist die ersten Symptome –

geben Sie BELLADONNA C 200 alle 15 bis 20 Minuten.

Harmlose Spinnen und „Jumping Spider"

Die meisten Spinnen sind harmlos. So zum Beispiel „Jumping Spider", die gewöhnlichste beißende Spinne in den Staaten. Der Biß ist schmerzhaft und juckend, die Bißstelle wird rot und schwillt deutlich an. Stärkere Symptome v. a. des „Jumping Spiders" beinhalten Muskel- und Gelenkschmerzen, Kopfschmerzen, Fieber, Schüttelfrost und Erbrechen, welche von einem bis zu vier Tagen anhalten können.

Homöopathische Behandlung

APIS C 200 alle 30 bis 60 Minuten wird die einfachen Symptome beheben. Sollten etwaige Schwäche, Schmerzen und Juckreiz bleiben, dann mit ARSENICUM ALBUM C 200 alle 4 bis 6 Stunden folgen. ARSENICUM ALBUM ist auch das beste Mittel für die schweren Symptome. Es kann notwendig sein, mit ein paar Gaben SULFUR C 200 alle 12 Stunden die Behandlung abzuschließen, sollten Schwäche und Krankheitsgefühl nicht ganz weggehen.

Taranteln

Die Tarantel löst große Angst aus, da sie eine riesengroße, haarige Spinne ist. Aber sie ist harmlos. Die Haare sind wie scharfe Borsten, die eine toxische Substanz enthalten, welche eine deutliche Hautreaktion bis hin zu Allergie auslösen kann. Die Haare können die Haut durchstechen und verursachen juckende Erhebungen, die wochenlang anhalten können.

Homöopathische Behandlung

LEDUM oder RHUS TOXICODENDRON C 200 alle 4 bis 6 Stunden beseitigt die Beschwerden bald. Für die Beschreibung dieser Mittel: Siehe Kritschi (Seite 147), Grasmilben (Seite 142) und Quallen (Seite 150).

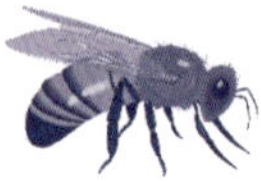

Wespen und Bienen

VESPA C 200 bei Wespen und APIS C 200 bei Bienen, 1–2 Gaben, helfen sehr rasch. Im Notfall geben Sie das Mittel, das Sie haben, oder die MOORFEE ESSENZ egal, ob es sich um einen Bienen-, Wespen- oder Bremsenstich handelt.

Folgemittel

Schwäche

- Wenn geistige Verwirrtheit, Schwäche und Unruhe übrigbleiben, dann geben Sie alle 2 Stunden eine Gabe ARSENICUM ALBUM C 200.

Herzsymptome

- Bleiben Herzsymptome zurück, geben Sie täglich eine Gabe LACHESIS C 200, bis alles wieder in Ordnung ist.

anaphylaktischer Schock

- Bei anaphylaktischem Schock durch Bienen- (APIS), Wespen- (VESPA) oder Skorpionstich (SCORPIO) geben Sie das in Großbuchstaben stehende Mittel in der C 200 alle 5 - 15 Minuten.

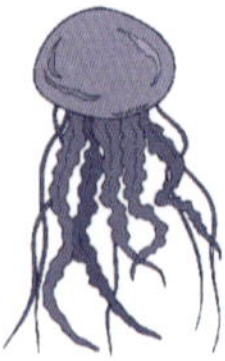

Quallen, Seeigel, giftige Fische

All diese Tiere können leichte bis heftige Reaktionen hervorrufen. Manche sind sehr giftig, wie z. B. das Petermännchen oder die Viperqueise. Wenn Sie von einem dieser Tiere gestochen werden, entfernen Sie den Stachel sorgfältig. Quallen hängen sich fest. Streuen Sie Sand auf die Tentakel und schützen Sie Ihre Hand mit einem Tuch, um sie besser greifen zu können. Das Abwaschen mit Meerwasser ist hilfreich.

Bei der Behandlung von Verletzungen können Sie das Mittel auch äußerlich anwenden (siehe Seite 18, 139).

Die Behandlung von leichteren Symptomen:

- APIS C 200, alle 15–30 Minuten, bei Rötung, Juckreiz, Quaddeln, leichtem Schüttelfrost und Fieber
- RHUS TOXICODENDRON, alle 15–30 Minuten, kann manchmal in Frage kommen,

wenn eine starke Unruhe hinzukommt, die nur durch stetige Bewegung des verletzten Teiles gelindert wird.

- AGARICUS C 200, alle 15–30 Minuten geben, wenn die Schmerzen wie Nadelstiche sind, besonders wie kalte, brennende Nadeln.
- ZELL-ESSENZ, äußerlich auftragen. Wiederholen, sobald die Wirkung nachläßt.
- MEDUSA C 200, 2–6stündlich, je nach Intensität, wenn die oben genannten Mittel nur geringfügig oder nicht weiter helfen.

Behandlung bei stärkeren Reaktionen:

- Bei Quallen: MEDUSA C 200, alle 1–2 Stunden.
- TRACHINUS C 200, $^1/_2$–1stündlich, beim Petermännchen, oder der Viperqueise oder bei Verletzungen durch andere Fische, wenn starke Schmerzen, Krämpfe, Atemnot und Erbrechen auftreten.
- Bei Seeigeln: Siehe Stichwunden, Seite 35.

XIV. GIFTIGE PFLANZEN

Giftefeu, Giftsumach, Giftholunder

Besondere Gefahr droht von diesen Pflanzen in Nordamerika, wo sie an den Waldwegen wachsen und der Unwissende sie bedenkenlos berührt. Empfindliche Menschen bekommen sogar allergische Reaktionen, ohne sie zu berühren, einfach durch die Nähe. Informieren Sie sich vor Wanderungen über mögliche Standorte. Stark juckende Hautreaktionen sind die Folgen. Der Hautausschlag breitet sich aus und gibt, besonders nachts, keine Ruhe.

Sobald wie möglich mit Seife abwaschen, das mildert die Symptome ab. Manchen Menschen hilft es, die betroffenen Stellen mit der Erde, die sich um die Wurzel der Pflanze herum befindet, zu bedecken. Nach einer Weile mit Seife gründlich abwaschen; ebenso die Gegenstände, die man benutzt hat.

Homöopathische Behandlung

- ANACARDIUM ORIENTALE C 200, stündlich wiederholen. Wenn die Beschwerden erheblich besser geworden sind, vergrößern Sie den Abstand auf 2–6stündlich.

- SANGUINARIA CANADENSIS Urtinktur, lokal angewendet, gilt in der Homöopathie auch als sehr wirksam.

Nachbehandlung empfehlenswert

Die Veranlagung, auf die Pflanze allergisch zu reagieren, sollte von einem Homöopathen behandelt werden.

Brennessel

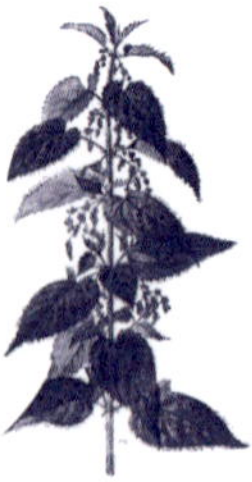

Die indische Brennessel ist viel giftiger als die europäische. Die stark brennend-stechenden Schmerzen können aber sehr schnell beseitigt werden, wenn Sie die antidotierende Pflanze finden:

- den stumpfblättrigen *Wiesenampfer* (bayr. Scheißblättchen od. Saukraut genannt). Sie wächst gerne in der Nähe von Brennesseln. Die Blätter sehen wie große Spinatblätter aus. Nehmen Sie ein saftiges Blatt und reiben Sie es auf die Verletzung. In kurzer Zeit werden Sie merken, daß die Schmerzen nachlassen.

- Auch *Spitzwegerichblätter* und *Löwenzahnblüten* antidotieren Brennesselausschläge.

- Im Notfall hilft auch *Klee*, aber nicht so effektiv.

SCHLUSSWORT

Lieber Leser des Homöopathischen Ratgebers „Geschützt und gesund reisen“,

bitte helfen Sie uns mit Ihren wertvollen Erfahrungen, Erkenntnissen, Ihrem Wissen und Ihren Empfehlungen, die Forschung auf diesem Gebiet weiter zu bringen, vor allem in Hinsicht auf den Schutz vor Infektionskrankheiten.

Wir müssen uns darüber bewußt sein, daß jede Schutzmaßnahme immer eine individuelle Auswirkung hat. Deswegen kann man nicht von einem hundertprozentigen Schutz reden.

In erster Linie hängt dies vom Immunsystem eines Menschen ab. Nicht nur von der Stärke seiner Abwehrlage, sondern auch, wie gut es trainiert ist, sich mit neuen Situationen auseinanderzusetzen, um schnell eine sichere Abwehrlage zu bilden.

Wir empfehlen, rechtzeitig mit der Prophylaxe zu beginnen, um dem Organismus genügend Zeit zu geben, eine entsprechende Abwehrlage aufzubauen. Aber ein geschwächtes Immunsystem kann nur eine ihm gemäße Abwehrlage schaffen. Aus diesem Grund können wir eventuelle Fehlschläge der *homöopathischen Prophylaxe* schwer beurteilen. Zusätzliche Informationen über die Herstellerfirma der homöopathischen Mittel, Ziel und Dauer der Reise etc. sind wichtig, und ob Sie die Prophylaxe allein oder unter Anleitung eines von uns ausgebildeten Homöopathen durchgeführt haben.

Mit diesen Angaben helfen Sie nicht nur uns bei unserer weiteren Arbeit und Forschung, sondern auch vielen anderen Menschen, die

Eine Liste dieser Therapeuten finden Sie im Internet unter
www.lage-roy.de/praxis/prophylaxe-therapeuten

Diese Homöopathen beraten Sie individuell ganz nach Ihrem gesundheitlichen Zustand und auf Ihr Reiseland bezogen. Sie schicken Ihnen für Ihre Dokumentation einen Prophylaxe Paß zu, in dem die gewünschten Schutzmaßnahmen eingetragen und abgestempelt werden. Im Krankheitsfall oder zur Beratung können Sie Ihren Therapeuten von Ihrer Reise aus anrufen und sich behandeln lassen.

sich zukünftig auf sanfte Weise vor Tropenkrankheiten schützen möchten.

Wir danken Ihnen für Ihre Hilfe.

Diese Broschüre kann Ihnen nicht nur helfen, Ihre Reise ohne große Beschwerden zu verbringen, sie zeigt Ihnen ebenso deutlich, daß Sie sich mit den sanften Mitteln der Homöopathie, ohne massive Eingriffe in das Wesen Ihrer Natur, geistige und körperliche Gesundheit und Wohlbefinden erhalten können. Alles bedarf einer ständigen Überprüfung und Verbesserung. Damit ändern sich die Grundsätze und Grundprinzipien nicht, aber die Information kann immer besser strukturiert und eingeordnet werden.

An dieser Stelle danken wir allen, die uns ihre Erfahrungen mitgeteilt haben. Der Bericht der deutschen Lehrerin in Kidugala, Afrika, ist besonders wertvoll, da sie nicht nur sich selbst, sondern über 70 Menschen die Malaria-Prophylaxe gegeben hat. Sie sind bisher alle von jeglicher Erkrankung verschont geblieben.

Eine deutsche Ärztin wollte die homöopathische Malariaprophylaxe ganz genau austesten. Sie forderte eine Infektion direkt heraus, indem sie in einem hochgradigen Malariagebiet (West-Burkina/Westafrika) häufig ohne Moskitonetz unter freiem Himmel schlief. Doch sie bekam keine Malaria. Eine Blutuntersuchung nach der Reise ergab einen erhöhten Antikörpertiter (Plasmodium falciparum): IgG-AK 1:40, IgM-AK negativ. Der Befund des Resttiter spricht für eine zurückliegende Infektion. Die Kontrolle einen Monat später ergab negative Werte.

Auch gegen Hepatitis schützte sie sich homöopathisch und aß sogar auf der Straße Salate, wo die Verhältnisse hygienisch absolut nicht einwandfrei waren. Die Ärztin schrieb uns: „Ich möchte nicht etwa zu ebenso unvernünftigem Verhalten anregen, sondern deutlich machen, daß ich trotz zwei Risiken und sogar Kontakt (Infektion) mit Malariaerregern vor dem Ausbruch der Krankheit geschützt war."

MALARIA OFFICINALIS schützt nicht nur vor Malaria, sondern erhöht dazu die allgemeine Abwehrkraft, so daß Sie auch von anderen Erkrankungen verschont bleiben, insbesondere Darmerkrankungen.

Wir wünschen Ihnen viele interessante Erfahrungen und wertvolle Begegnungen auf Ihrer Reise

Carola Lage-Roy und Ravi Roy
Hagen bei Murnau im Juni 2012

LITERATURVERZEICHNIS

1) Roy, Ravi und Lage-Roy, Carola:
Selbstheilung durch Homöopathie,
Lage & Roy Verlag, Riegsee-Hagen, 2011
Kinder mit Homöopathie behandeln,
Droemer Knaur Verlag, München, 1997
Homöopathische Ratgeber,
Lage & Roy Verlag, Riegsee-Hagen

2 Notfälle
4 Homöopathische Prophylaxe
5 Erkältungskrankheiten
6 Schwangerschaft
7 Geburt
8 Die Mutter in der Stillzeit
9 Das Baby
10 Kinderkrankheiten
11 Zähne
12 Grundlagenwissen
13 Radioaktivität, Ozon, Sonne
14 Neurodermitis
15 Risiko Impfen – Impffolgen behandeln
16 Mensch und Tier
19 Schulschwierigkeiten
20 Aids

Biowaffen und Homöopathie,
Lage & Roy Verlag, Riegsee-Hagen, 2001
SURYA Zeitschrift f. Homöopathie, Gesundheit u. Heilen
Artikel zum Thema homöopathischer Schutz:
Nr. 3 und 4 – Hepatitis A; Nr. 7 – Zeckenschutz; Nr. 9 – BCG Nosode Arzneimittelbild; Nr. 11 – Paratyphus-B-Nosode Arzneimittelbild; Nr. 13 – Leptospiroseprophylaxe auf Kuba; Nr. 15 – Grippeschutz; Nr. 17 – Scharlach; Nr. 21 – Tetanus und Erfahrungsbericht über den hom. Schutz vor Malaria

2) Dinges, Martin: *Weltgeschichte der Homöopathie,* C.H. Beck-Verlag, München, 1996

3) Scheible, Karl-Friedrich: *Hahnemann und die Cholera,* Haug-Verlag, Heidelberg

4) Hahnemann, S.: *Kleine medizinische Schriften,* Haug-Verlag, Heidelberg, 1829
Organon der Heilkunst, Haug-Verlag, Heidelberg

5) Allen, H.C.: *Die Heilmittel von Fiebern,* Verlag Müller & Steinicke, München, 1996

6) Banerjee, Dr. N. K.: *Notes on Cholera by Hahnemann and other Masters of Homoeopathy,* Salzer & Co., Calcutta

7) Dorothy Shepherd: *More Magic of the Minimum Dose,* C.W. Daniel, Essex
Das Wunder der unsichtbaren Kraft, Erfahrungen einer homöop. Hausärztin, Lage & Roy Verlag, Riegsee-Hagen, 1995

8) Boericke, W.: *Homöopathische Mittel und ihre Wirkungen,* Verlag Grundlagen und Praxis, Leer, 1995

BEZUGSQUELLEN: MITTEL, ESSENZEN, PROPHYLAXE BERATUNG

Chakrablüten Essenzen:
Lage & Roy
Burgstr. 8, D-82418 Riegsee-Hagen
Tel.: 0049 (0) 8841 / 4455, Fax: 4298
www.lage-roy.de, shop@lage-roy.de

Deutschland:
Altstadt Apotheke - *Info's zu COCA*
Altstadt 27, D-84028 Landshut
Tel.: 0049 (0) 871 / 92319-50, Fax: 43831

CS Pharma GmbH
Uhlanstr. 1, 66424 Homburg
Tel.: 0049 (0) 6841 / 98484-0, Fax: 98484-14
www.cs-pharma.de, info@cs-pharma.de

Österreich:
Remedia Homöopathie
Hauptstr. 4, A-7000 Eisenstadt
Tel.: 0043 / 2682 / 62220-66, Fax: 63919
www.remedia.at

Großbritannien:
Nelsons Homeopathic Pharmacy
87D Duke Street, Mayfair
London W1K 5PQ UK
Tel.: + 44 (0) 20 / 7629 3118
www.nelsonshomeopathy.com, pharmacy@nelsonshp.com
Mail Oder-Tel.: + 44 (0) 20 / 7079 1288
mailorder@nelsonshp.com

Ainsworth Limited
40-44 High Street, Caterham
Surrey CR35UB UK
Tel. +44 (0) 1883 / 340332, Fax: 344602
www.ainsworths.com, enquiries@ainsworths.com

Belgien:
Homeoden Heel Pharmacy
Kasteellaan 76, Belguim, 9000 Gent
Tel.: 0032 / 92 / 659565, Fax: 230076

- **Prophylaxe-Therapeuten**, die von den Autoren ausgebildet wurden, finden Sie unter

  www.lage-roy.de/praxis/prophylaxe-therapeuten
- **Reisende**, die eine homöopathische Prophylaxe durchführen lassen, erhalten einen Prophylaxe-Pass.

INDEX

HOMÖOPATHISCHE MITTEL

Fett gedruckte Mittel kommen am häufigsten in Frage. Sie gehören zur Grundausstattung der homöopathischen Reiseapotheke.

CHAKRABLÜTEN ESSENZEN

DIE CHAKRABLÜTEN ESSENZEN

Das Wort Chakra stammt aus dem Sanskrit und bedeutet Energiezentrum. Die Chakren waren früher in den westlichen Kontinenten weniger bekannt, im Osten spielen sie aber eine entscheidende Rolle in der traditionellen Heilkunde und der Gesundheitsvorsorge. Insgesamt gibt es sieben Hauptchakren und zahlreiche Nebenchakren.

Sind die Chakren in Harmonie, befindet sich auch der Mensch in seiner Mitte und ist gesund.

Carola Lage-Roy widmet sich seit 1997 der Erforschung dieser neuen Blütenessenzen, die wie homöopathische Mittel an Gesunden geprüft sind und sich hervorragend zur Unterstützung der homöopathischen Behandlung eignen.

Dosierung und Verabreichung

Die Essenzen werden direkt aus der 10 ml Originalflasche eingesetzt. In der Regel genügt ein Tropfen täglich, manche Menschen spüren erst bei zwei Tropfen eine Wirkung; bei akuten Beschwerden wird der Tropfen wiederholt, sobald sich die Wirkung erschöpft hat. Die Essenz kann direkt in den Mund oder auf den Handrücken zwischen Daumen- und Zeigefingersehne getropft und dann mit der Zunge abgeschleckt werden.

Verschiedene Anwendungsformen

Es gibt die Essenzen sowohl auf der Basis von Alkohol als auch auf Quellwasser sowie als Salbe oder Spray. Sie können auf Langstreckenflügen mitgenommen werden ohne Schaden zu nehmen. Bei Reisen in die USA dürfen Flüssigkeiten ab einer bestimmten Menge nur noch bei vorheriger Anmeldung im Handgepäck untergebracht werden dürfen.

Die Herzchakra Essenz *(Saxifraga hirculus)* ist die Basis für den Ausgleich aller anderen Chakren. Sie wirkt direkt auf das Herzchakra und ist wichtig für Reisende, deren Herz durch Kummer, Sorgen und Leid geschwächt ist. Die Folgen davon können Kreislaufstörungen, Bluthochdruck oder Herzschmerzen sein.

Die Leberchakra Essenz *(Cirsium)* gleicht das Leberchakra (ein Nebenchakra) aus. Eine Störung der Leber kann unter anderem durch Ärger, schweres fettes Essen, Genussgifte und unreine Lebensmittel (Schimmel) ausgelöst werden. Auch eine Verstopfung auf Reisen kann leberbedingt sein.

Die Solarplexus Essenz *(Allium oleraceum)*

Den Solarplexus ist für die Verträglichkeit von Sonne und Hitze verantwortlich. Ist er blockiert, kann es zu Hitzestau, Schwäche und Kreislaufproblemen kommen. Große Angst vor einer Reise, allem Neuen und ungewohnten Situationen sind weitere Anzeichen für eine Spannung im Solarplexus, deren Folgen Blähungen und Durchfall sein können.

Die Moorfee Essenz *(Caltha palustris)*
(früher Mücken Essenz)

Sie kann sowohl vor Mücken und anderen Insekten schützen, als auch – äußerlich aufgetragen – den lästigen Juckreiz nehmen sowie Schwellungen nach Insektenstichen. Vorbeugend jeweils 1–3 Tropfen der Essenz einnehmen sowie auf Schultern und Dekollete verteilen. Menschen, die nicht von Mücken gestochen werden, sollten die Moorfee Essenz allerdings nicht zu sich nehmen, da dies den gegenteiligen Effekt haben könnte, d.h. die Mücken könnten sich für sie interessieren. Menschen, die auf Mücken- und andere

Insektenstiche allergisch reagieren, sollten mindestens vier Wochen vor Reiseantritt mit dem Aufbau des Schutzes beginnen und 3mal täglich 2–3 Tropfen einnehmen. Die Essenz wirkt auf die Aura des Menschen, wodurch sich vermutlich seine „Ausdünstung" verändert. Sie hat einen kumulativen Effekt, d.h. nach der Umstellung muß sie nur noch selten eingenommen werden. Auf diese Weise vermag sie auch Grasmilben, Fliegen, Bienen, Wespen, Zecken, Läuse, Flöhe und anderes Ungeziefer fernzuhalten.

Tests mit der Moorfee Essenz in einem afrikanischen Krankenhaus zeigten deutlich, daß ein Schutz vor der Anophelesmücke erzielt werden konnte.

Das Juwel der Essenzen *(Glycinie)*

Die Essenz kann die Balance zwischen rechter und linker Gehirnhälfte fördern. Ein Ungleichgewicht zwischen beiden Hälften kann zu Schwindel, Konzentrations-, Aufmerksamkeitsstörungen, einseitigen oder Stirnkopfschmerzen führen.

Sie ist dem Stirnchakra zugeordnet und hat auch – äußerlich angewendet – einen positiven Einfluß auf verstopfte Nasennebenhöhlen (Schnupfen, Heuschnupfen).

Besonders bei Flugangst hat sie sich in Verbindung mit der Herzchakra Essenz und dem Juwel als nützlich erwiesen.

Die Magnetische Essenz *(Yucca)*

Sie kann zu einem verbesserten Energiefluß in der Wirbelsäule verhelfen. Dies kann zu einer Anhebung der Energien im gesamten Körper führen und zu einem positiven Einfluß bei Rückenbeschwerden.

Auf Langstreckenflügen kann sie vor Radioaktivität schützen und Ermüdungserscheinungen durch langes Sitzen vorbeugen. Die

Essenz sollte vor dem Flug eingenommen und bei Bedarf während des Fluges wiederholt werden.

Bei großen körperlichen Strapazen, z.B. Schweres tragen, Trekkingtour oder einer Stadtbesichtigung, kann sie die Kräfte wieder regenerieren. Bei Jetlag hat sie sich als Helfer erwiesen, um mit der Zeitumstellung schneller und besser fertig zu werden.

Der Kelch des Lebens *(Cerastium arvense)*

Kann ausgleichend auf die Nebenchakren, die für den Aufbau des Immunsystems zuständig sind, einwirken und die Selbstheilungskräfte gegen infektiöse Durchfall- und Lungenerkrankungen stärken. Außerdem könnte er beim Stressabbau und stressbedingten Entzündungen, auch der Blase, behilflich sein.

Die Zell-Essenz *(Palo verde)*

Sie wirkt direkt auf die Zelle und ist sowohl innerlich als auch als Salbe hilfreich bei vielen Arten von Zellverletzungen, z.B. Sonnenbrand, Verbrennungen, Verletzungen und wundgelaufenen Füßen.

Die Medulla-Essenz *(Eschscholzia calif.)*

Bei einer Disharmonie oder Blockade im Atemzentrum, welches im Hinterkopf liegt, kann es in großen Höhen oder beim Bergsteigen zu Atemproblemen kommen. Hier kann die Essenz hilfreich zur Seite stehen.